W0184281

LE CANNABIS MÉDICAL,

UNE NOUVELLE CHANCE

pourquoi ? pour qui ? comment ?

Dr PASCAL DOUEK

Préfaces du professeur Amine Benyamina
et d'Emmanuelle Fontaine-Domeizel

LE CANNABIS MÉDICAL,

UNE NOUVELLE CHANCE

pourquoi ? pour qui ? comment ?

SOLAR
EDITIONS

Sommaire

L'expérimentation française (2020-2021)

Les indications de l'expérimentation française

Les risques associés

L'avenir du cannabis médical, les voies de recherche

Le tour du monde du cannabis médical

La production de cannabis médical

À Camille, ma chère et tendre épouse
À Lazare et Marcus, les deux nouveaux venus
dans le clan familial

Une mauvaise herbe est une plante dont on n'a pas encore trouvé les vertus.

Ralph Waldo Emerson (1803-1882),
philosophe et poète américain

Je trouve moi-même aux herbes des vertus qu'elle [ma grand-mère] ne leur connaît pas, et elle est bien étonnée quand je fais des drogues dont elle voit ensuite le bon effet.

George Sand,
la Petite Fadette (1849)

Avertissement

Le cannabis est une drogue qui présente un certain nombre de risques pour la santé, et de multiples effets secondaires. Il est moins addictif que le tabac ou l'alcool, mais son usage récréatif est néanmoins dangereux pour la santé, notamment pour les jeunes.

Le cannabis médical s'adresse exclusivement à des personnes souffrant de certaines maladies graves pour lesquelles les traitements conventionnels restent sans effet. Son utilisation chez ces malades, et seulement chez ces malades, présente un rapport bénéfices-risques positif.

Cette utilisation doit être encadrée par des professionnels de santé pour assurer la meilleure efficacité et réduire les effets indésirables et le risque d'addiction.

Les variétés de cannabis et les dosages prescrits par les médecins ont pour ambition de se concentrer sur les bénéfices thérapeutiques et d'éviter autant que faire se peut les effets récréatifs. Ce n'est pas parce que le cannabis médical est autorisé pour un certain nombre de malades ou de maladies qu'on peut en conclure qu'il est bon pour la santé.

S'il possède des effets thérapeutiques, ses effets secondaires et les risques qu'il présente pour la santé font qu'il doit être réservé à des personnes malades pour lesquelles seul le médecin pourra évaluer le bénéfice-risque d'une prescription.

La consommation de cannabis chez des personnes en bonne santé n'entre pas dans le cadre du cannabis médical. Elle est répréhensible par la loi et reste sous l'entière responsabilité de celui qui le consomme.

Ce livre n'aborde ni le cannabis récréatif ni sa légalisation.

Préfaces

Professeur Amine Benyamina,
chef du service de psychiatrie et d'addictologie
de l'hôpital Paul Brousse (Villejuif)

La révolution du cannabis médical est en marche… mais combien fut long et difficile ce combat ! Après des décennies de prohibition, la France autorise enfin l'accès au cannabis à usage thérapeutique.

Cette plante a de tout temps fait polémique, et chacun porte un regard différent sur elle : stupéfiant, substance festive et récréative, médicament, produit de bien-être, fibre aux multiples emplois industriels… Depuis quelques années pourtant, les applications médicales du cannabis suscitent un immense intérêt.

La révolution du cannabis, c'est un véritable progrès pour des milliers de patients qui, en impasse thérapeutique, sont à la recherche de nouvelles solutions pour soulager leurs douleurs, leur spasticité, leurs nausées et leurs vomissements. Les utilisateurs actuels, pour lesquels s'approvisionner est un véritable parcours du combattant, vont enfin pouvoir sortir de l'illégalité et bénéficier d'un cannabis de qualité pharmaceutique. Quant aux nouveaux patients, l'arrivée du cannabis médical est pour eux une chance, et nul doute qu'ils sauront la saisir.

La révolution du cannabis, c'est aussi une révolution scientifique. Les chercheurs se passionnent désormais pour cette plante, qui n'a pas encore révélé tous ses secrets. Chaque jour, de nouvelles études viennent apporter des preuves de son intérêt dans certaines maladies chroniques, en pédiatrie, en psychiatrie, en neurologie, en gastro-entérologie, en dermatologie… Ce n'est pas la panacée, évidemment, mais le champ de ses applications est large.

La révolution du cannabis, enfin, c'est le nouveau statut que des pays, chaque année plus nombreux, lui ont accordé. En vingt ans, nous sommes passés d'une prohibition mondiale à une reconnaissance par une quarantaine de pays qui, aujourd'hui, le rendent accessible à leurs patients. La France ne pouvait plus longtemps rester à l'écart de ce vaste mouvement.

Ce qui fait la valeur du cannabis médical, c'est sa richesse en molécules naturelles actives. Elles sont plusieurs centaines : des cannabinoïdes, mais aussi des terpénoïdes et des flavonoïdes, qui sont nombreux à posséder un potentiel thérapeutique. À l'heure où les médicaments opiacés sont décriés pour leurs effets secondaires (sédation, constipation), leur risque d'overdose et leur fort potentiel addictif, le cannabis devrait trouver une place naturelle et vertueuse si le corps médical sait s'en emparer.

Il est réservé aux maladies sévères chez des patients en impasse thérapeutique. Il est important de le distinguer du cannabis récréatif. Sa consommation chez les plus jeunes, les adolescents, présente de nombreux inconvénients, qu'il ne faut pas passer sous silence : dépendance, risques neuropsychiatriques, cognitifs, décrochage scolaire…

À l'aube de l'expérimentation française, Pascal Douek, à la fois médecin et patient expert, relève le défi d'informer et d'expliquer au plus grand nombre ce qu'est le cannabis médical, quels sont ses effets bénéfiques et son potentiel d'avenir. Son livre nous propose une vaste photographie de l'état des connaissances actuelles sur ses applications thérapeutiques.

Pascal Douek passe en revue les fondements historiques, les connaissances scientifiques actuelles et il détaille les modalités de l'expérimentation qui devrait commencer au plus tard en janvier 2021. De plus, il apporte des réponses aux principales questions que chacun, malade, proche ou même professionnel de santé, pourra se poser.

En tant que psychiatre et addictologue, j'ai toujours défendu la cause du cannabis médical, et je ne peux que me réjouir de le voir enfin accessible aux malades. La science du cannabis est une science toute jeune : si nous n'avons pas encore les réponses à toutes nos questions, les malades nous témoignent quotidiennement de ses bienfaits.

Emmanuelle Fontaine-Domeizel,
députée des Alpes-de-Haute-Provence

Aujourd'hui en France, des milliers de patients souffrent, attendent et espèrent.

Ils font face à des souffrances quotidiennes, privés qu'ils sont de traitement efficace pour soulager leurs douleurs. Ils sont contraints, souvent en ultime recours, de se procurer du cannabis à usage médical à l'étranger ou sur le marché noir, avec des produits qui ne sont pas toujours de qualité et dans une crainte perpétuelle de répression.

Toutefois, la France a pris conscience de cette « impasse thérapeutique ». Notre pays est désormais prêt à avancer. Comme dans les pays voisins, l'efficacité du cannabis médical semble prouvée, et son usage, accepté, malgré certaines réticences liées aux préjugés et malgré des débats passionnés sur le sujet.

Infirmière, j'ai été confrontée à ces situations de souffrance des patients. J'ai vécu avec eux et leur famille des moments de doute, coincée entre l'impuissance, la réponse illégale et l'espoir.

Je salue l'expérimentation prévue, l'amendement Véran, voté par les parlementaires lors du projet de loi de financement de la Sécurité sociale 2020. Elle sera menée par l'Agence nationale de sécurité du médicament et des produits de santé (ANSM) sur 3 000 patients et pour une durée de deux ans, et permettra d'évaluer le circuit de mise à disposition du cannabis à usage médical en France.

Fort de son expertise en tant que médecin, mais également en tant que patient, le docteur Pascal Douek rappelle très justement cette question primordiale de santé publique. Il dresse par ailleurs un panorama complet des autres enjeux liés à l'introduction en France d'un cannabis médical.

Commissaire aux Affaires sociales à l'Assemblée nationale et rapporteure du volet thérapeutique de la mission d'information sur les différents usages du cannabis, je suis confiante quant à l'introduction en France de ce nouveau type de traitement, qui je l'espère pourra répondre aux espérances, mais surtout aux besoins des patients.

Aujourd'hui, ceux-ci nous guident, les professionnels de santé avancent et la population suit. Les voyants sont au vert thérapeutique !

Avant-propos

J'ai 60 ans, et depuis l'âge de 21 ans je cumule un double parcours, celui de médecin (en 1981, j'étais étudiant en médecine) et celui de malade.

Quand on est étudiant à la faculté de médecine, on entend fréquemment parler du syndrome de l'étudiant en médecine. Ce dernier, rapporté pour la première fois en 1908 par George Lincoln Walton[1], neurologue à Boston, décrit une forme d'hypocondrie qui touche de nombreux étudiants en médecine, qui craignent d'être atteints des maladies qu'ils étudient.

C'est dans cet état d'esprit qu'à 21 ans je suis saisi de violents symptômes digestifs. Persuadé d'être atteint du syndrome bien connu, je ne me précipite pas tout de suite chez le médecin… à tort. Ce n'est que quelques semaines plus tard qu'on me diagnostique une maladie auto-immune, une maladie inflammatoire chronique de l'intestin, ou MICI. C'est alors que je commence ma seconde carrière, celle de malade chronique.

Trente ans plus tard, à 51 ans, je rencontre à nouveau des soucis de santé : une sclérose en plaques. Tous mes principes et mon organisation de vie volent en éclat. C'est un tournant dans ma vie familiale et professionnelle.

Comme de nombreux malades, je vis l'annonce de cette maladie comme un compte à rebours. Serai-je handicapé ? Et si oui, quand ? Toute maladie chronique invalidante pousse à remettre sa vie à plat et à se poser les questions essentielles.

Je finis par délaisser progressivement mes activités professionnelles pour consacrer du temps à ce qui deviendra mes deux sujets d'intérêt : la médecine, centrée sur la prévention du vieillissement et la longévité, et les associations de patients, les malades et leurs proches.

C'est bien évidemment vers les associations de patients atteints de sclérose en plaques que je me tourne. Pour elles, j'assure des permanences téléphoniques et deviens porte-parole des malades dans de nombreux événements et conférences en France et à l'international.

Dans le cadre de mes engagements associatifs, je suis contacté en septembre 2018 par l'Agence nationale de sécurité du médicament et des produits de santé (ANSM) pour faire partie du comité spécialisé scientifique temporaire (CSST) sur le cannabis médical. L'Agence est alors chargée par la ministre de la Santé, Agnès Buzyn, de constituer ce comité. Sa mission : rendre un avis sur la pertinence du cannabis médical en France. Et mon interlocuteur de préciser que nous ne parlerons pas des médicaments extraits du cannabis, développés par l'industrie pharmaceutique, mais de l'utilisation des fleurs de la plante cannabis sous toutes ses formes.

Je suis surpris d'être contacté sur ce sujet, pour lequel je n'ai ni compétences particulières ni réelle affinité. En fait, je suis sollicité par l'ANSM en raison de mes activités associatives. Si je suis surpris, je suis également fier qu'on me confie cette mission. L'ANSM est une instance gouvernementale, directement rattachée au ministère de la Santé. Rejoindre ce comité d'experts a pour moi une réelle signification. Je représente les patients, en particulier ceux atteints de sclérose en plaques, mais je défends aussi leurs intérêts.

Si, lors de mes permanences téléphoniques hebdomadaires, j'avais entendu quelques malades me parler des bienfaits du cannabis, je n'y avais pas prêté d'attention particulière, et j'étais loin de penser que le cannabis puisse être considéré comme un traitement à part entière.

Je décide alors de me faire ma propre idée. Puisque je collabore avec deux associations de patients, il m'est facile de les solliciter pour qu'elles me mettent en relation avec des utilisateurs de cannabis.

J'en contacte une première, en précisant bien que je veux entrer en contact avec des malades qui utilisent le cannabis à des fins thérapeutiques. Mon interlocutrice me répond qu'il n'y a pas de problème, qu'elle envoie un mail à tous ses représentants régionaux. Alors que je m'attends à crouler sous les appels, un seul malade, lui-même représentant régional, m'appelle… pour me dire : « Moi, je n'en prends pas, mais j'ai un ami pharmacien qui a parmi ses patients des utilisateurs de cannabis thérapeutique. » Raté… je n'aurai rien de plus de cette association.

Je sollicite alors la deuxième association. Elle passe une petite annonce sur son groupe Facebook. Et là, ça accroche. Je reçois les premiers contacts, mais pas directement : les malades ont peur. Peur de parler, peur du système judiciaire français et des éventuelles poursuites. Ils veulent bien témoigner, mais sous couvert d'anonymat. J'ai l'impression de réaliser un reportage sur des trafiquants : pas de téléphone direct, pas de noms mais des surnoms… il ne manque que la voix transformée ! Ces malades souffrent au quotidien et, pour se soulager, ils doivent défier la loi. Ils ont peur de s'exposer et de devoir renoncer à leur traitement.

Je finis par interviewer près d'une dizaine de malades, chacun avec ses souffrances : des douleurs souvent insupportables, de la spasticité (qui se traduit par des raideurs musculaires), des troubles urinaires, des troubles du sommeil, tous symptômes améliorés — selon leurs dires — par le cannabis. Pour ces malades, se procurer leur traitement évoque le parcours du combattant. Certains se fournissent à l'étranger via des amis, d'autres chez des dealers, d'autres encore pratiquent l'autoculture dans leur appartement ou dans leur jardin, avec chez chacun l'angoisse de voir disparaître sa source d'approvisionnement, de se faire prendre ou, pire, d'être dénoncé.

C'est avec ces images en tête que je rejoins le CSST sur le cannabis médical, conscient que je vais devoir défendre les intérêts de ces malades, dont seul le cannabis parvient à soulager un peu les souffrances.

Nous nous retrouvons treize experts : huit médecins spécialistes en pharmacologie, addictologie, psychiatrie, douleur, soins palliatifs, neurologie et neurochirurgie, un sociologue et quatre représentants de patients.

Lors des premières séances, je suis surpris de constater que tous les médecins n'ont pas une vision précise des bienfaits thérapeutiques du cannabis ; il est probable que leurs patients ne s'épanchent pas sur leurs pratiques… Pour certains, le cannabis n'est qu'une drogue entre les mains de dealers, et n'a aucun réel statut médical. Pour d'autres, il n'existe qu'au travers des médicaments issus d'extraits du cannabis, comme le Sativex®, l'Epidyolex® ou le Marinol®. Enfin, les addictologues et les psychiatres ont une vision plus large.

Pendant neuf mois, nous auditons toutes les parties prenantes : les sociétés savantes médicales nous exposent, dans chacune de leur spécialité, l'état des connaissances scientifiques ; les organisations professionnelles nous font part de leur perception et du rôle qu'elles souhaitent tenir ; les experts pharmacologues nous expliquent le mode d'action du cannabis. Ensuite, les associations de patients et d'usagers nous font apprécier la réalité du cannabis médical en France, les pays l'ayant autorisé nous racontent leurs expériences et les enseignements qu'ils en ont tirés et, pour finir, les producteurs industriels internationaux nous présentent leurs gammes de produits et leur mode d'utilisation.

Pendant neuf mois, nous pratiquons une immersion totale dans ce monde, au début peu familier. Bien qu'il soit difficile de quantifier combien de malades consomment du cannabis pour se soulager, nous comprenons vite qu'ils sont bien plus nombreux que nous l'imaginions.

Quelles que soient notre perception et nos convictions initiales, nous sommes tous convaincus de l'utilité du cannabis pour certains malades, réfractaires aux médicaments conventionnels.

En décembre 2018, nous recommandons unanimement à la ministre de la Santé d'autoriser le cannabis médical chez cinq types de malades afin de ne pas les priver d'un bénéfice certain.

En parallèle de nos séances de travail, ma sclérose en plaques, qui s'est transformée une année plus tôt en forme progressive, s'aggrave brutalement. Pour la première séance, j'utilise encore mon scooter ; lors des séances suivantes, c'est avec des béquilles que je me déplace, et en fauteuil roulant pour la dernière. Cette évolution rapide s'accompagne d'une forte spasticité et de douleurs des jambes qu'aucun médicament ne réussit à soulager, même partiellement.

Je me retrouve donc, comme beaucoup de malades, en quête d'une solution alternative, et me tourne tout naturellement vers le cannabis. Appliquer les recettes des malades que j'ai interviewés, oui, mais comment faire quand on se déplace difficilement ?

Je me souviens d'une malade qui se faisait rapporter par une amie du cannabis vendu légalement en Suisse. Moi aussi, j'ai une amie qui va régulièrement en Suisse. Bingo, je lui passe commande pour la même variété, le mango KS. C'est donc avec ce dernier que je fais ma première expérience de cannabis médical. Comme cette malade, je le mâche, l'avale (le goût est très fort et peu agréable) et attends une amélioration sur ma spasticité et mes douleurs… en vain. J'essaie de nouveau, en augmentant la dose, rien à faire.

Lors de nos séances, nous avions audité un neurologue, expert de la sclérose en plaques, qui nous avait expliqué que l'efficacité du cannabis sur la spasticité est obtenue avec des variétés dont les deux principaux actifs, THC et CBD, ont un ratio de 1:1. Cela signifie que la variété de cannabis fournit une quantité égale de THC et de CBD. Or, mon mango KS est composé de moins de 1 % de THC pour 20 % de CBD. C'est loin, très loin du compte !

Il me faut trouver une autre solution. Une de mes amies, à qui je raconte mes déboires, me dit qu'elle connaît un dealer et qu'elle va me procurer une herbe de qualité. Nous décidons de la consommer ensemble, à l'aide d'un vaporisateur, un dispositif conçu pour extraire les principes actifs du cannabis à une température bien inférieure à celle de la combustion d'une cigarette ou d'un joint. Cette fois, c'est l'effet inverse, je suis complètement stone : hallucinations visuelles, auditives, sensorielles, je suis pris de panique. Je me précipite dans mon lit en espérant m'endormir au plus vite. Le lendemain matin, je retrouve une marche un peu plus fluide... à quel prix !

Je comprends alors tous les enjeux du cannabis médical. Il faut disposer d'une variété dont la composition en actifs est connue et, surtout, il faut choisir une variété dont le ratio en principes actifs assure le bénéfice thérapeutique souhaité avec le moins d'effets secondaires possible, sachant que le ratio change selon que l'on veut agir sur les douleurs, la spasticité, l'épilepsie, les nausées, etc. Il n'y a pas un mais des cannabis à usage médical, et chaque variété, selon sa composition en actifs, permet d'obtenir un bénéfice thérapeutique différent.

J'ai interviewé plusieurs malades qui pratiquaient l'autoculture. Ils m'ont raconté avoir dû essayer plusieurs variétés, à l'aveugle, jusqu'à trouver celle qui leur apportait l'effet souhaité. C'est cette variété qu'ils avaient décidé de cultiver, sans connaître sa composition mais en ayant constaté son efficacité.

Le cannabis médical se manie comme un médicament. Il faut d'abord poser un diagnostic, définir l'effet thérapeutique voulu, choisir la bonne variété et prescrire le bon dosage. C'est pour cela qu'il doit être mis entre les mains des professionnels de santé, médecins et pharmaciens, pour accompagner le patient et s'assurer de son efficacité et de sa bonne tolérance.

En France, peu de médecins maîtrisent ce traitement. Ils vont être formés. Et beaucoup de malades qui n'ont pas encore franchi le pas s'interrogent. Il faut les informer. Peu d'ouvrages répondent à toutes les questions que se posent les malades, or le besoin d'information et de pédagogie autour du cannabis médical est bien réel.

J'en ai fait l'expérience lors des permanences téléphoniques que j'effectue avec une association de patients. Lorsque nous avons recommandé l'accès au cannabis médical en décembre 2018, les médias l'ont massivement relayé. Depuis, je reçois de nombreux appels et questions de patients sur leur éligibilité et les modalités d'accès au cannabis médical.

C'est pour ces raisons que j'ai décidé d'écrire ce livre. J'espère qu'il apportera à tous ceux qui s'intéressent au cannabis médical un éclairage sur les connaissances actuelles et qu'ils y trouveront les réponses à leurs principales questions.

Introduction

Depuis quelques années, le cannabis médical connaît un immense regain d'intérêt auprès de différents acteurs.

Les patients sont de plus en plus nombreux à se tourner vers ce traitement. Ce sont eux et non les médecins qui détiennent la plus grande expérience de son utilisation. Ils échangent entre eux, partagent leurs expériences et s'entraident dans le choix des variétés et des modes d'administration.

Les scientifiques cherchent à mieux comprendre son mode d'action et les bénéfices qu'il apporte sur le plan thérapeutique. Le nombre d'études sur le cannabis a très largement augmenté ces dernières années : de 90 publications internationales en 1999, nous sommes passés à 1 224 en 2019[1]. Pourquoi cet intérêt grandissant ? Parce que le cannabis n'a pas encore livré tous ses secrets et que beaucoup de questions restent encore sans réponse.

Les professionnels de santé, peu impliqués au début, constatent le soulagement que le cannabis procure chez leurs patients, en particulier quand les médicaments conventionnels ne sont plus efficaces ou lorsqu'ils sont mal tolérés.

À une plus large échelle, les pays sont chaque année plus nombreux à autoriser l'accès au cannabis médical. En 2001, le Canada est le premier pays à franchir le pas. Il est suivi en 2003 par les Pays-Bas. Aujourd'hui, une quarantaine de pays dans le monde (dont 22 en Europe) permettent un accès légal aux traitements à base de cannabis-plante.

Les producteurs industriels de cannabis médical se sont multipliés et développés à vitesse grand V pour accompagner le développement international de cette nouvelle économie.

Enfin, les médias se passionnent pour ce sujet, relaient chaque avancée et donnent régulièrement la parole aux malades utilisateurs et au corps médical.

Mais malgré cette convergence d'intérêts, le cannabis reste le parent pauvre des traitements médicaux. Utilisé pendant des milliers d'années par les grandes civilisations, inscrit à la pharmacopée française en 1866, il a fait au XXe siècle l'objet d'un boycott visant à le faire disparaître : ainsi, il est retiré de la pharmacopée en 1953, classé comme stupéfiant en 1970, et l'usager devient passible d'une peine de prison et d'une amende. Un médecin peut prescrire à ses patients de la morphine ou des dérivés de l'opium (antalgiques de niveau III) dans le cadre de douleurs intenses, mais il lui est alors impossible de prescrire du cannabis.

Malgré le nombre grandissant d'études scientifiques, les preuves de l'efficacité du cannabis sont encore insuffisantes : il manque encore des études de grande envergure conduites avec une méthodologie solide. Jusqu'à tout récemment, la réalisation d'études cliniques de qualité s'est heurtée à de nombreuses barrières.

- Tout d'abord, le statut illégal du cannabis, qui l'a rendu difficilement accessible aux scientifiques. Ils ne pouvaient s'en procurer qu'après obtention d'une dérogation.

- Ensuite, une barrière financière, car réaliser des études cliniques rigoureuses, sur le modèle du médicament, nécessite des investissements lourds, investissements que seules des structures privées peuvent fournir. Les producteurs de cannabis médical commencent tout juste à se structurer et à mettre en place des études, souvent en partenariat avec des universités, et ces études ne pourront pas donner des résultats concrets avant un certain temps.
- Enfin, la qualité du cannabis. Comme vous le découvrirez dans ce livre, il n'existe pas un cannabis, mais de très nombreuses variétés, qui ont chacune des concentrations d'actifs différents et des bénéfices thérapeutiques propres.

Si vous étudiez l'effet du cannabis sur une maladie et si la nature de votre cannabis n'est pas appropriée à l'effet recherché, vous arriverez à la conclusion que son effet est très modeste, voire nul. De nombreuses études réalisées dans les années 1990-2000 ne prenaient pas en considération la concentration des actifs. C'est tout le paradoxe du sujet : d'un côté, des patients qui expriment un soulagement important et des médecins qui le constatent, et de l'autre des études scientifiques qui relèvent des résultats modestes.

Aujourd'hui, sous la pression des malades qui revendiquent le droit à être soulagés, la communauté médicale admet que le cannabis peut avoir chez certains malades une utilité médicale, et de plus en plus d'experts sont convaincus qu'il recèle un incroyable potentiel médical. En France, le nombre de malades qui pourraient en bénéficier est compris entre 300 000 et 1 million !

Depuis 2013, médecins et patients ont commencé à réclamer en France l'accès au cannabis médical, et la pression n'a eu de cesse de monter, d'autant plus que de nouveaux pays ont sauté le pas et que de nouvelles preuves scientifiques ont vu le jour. Tout cela a conduit le gouvernement à constituer un comité scientifique pour étudier la pertinence qu'il y a à utiliser le cannabis médical en France.

Une expérimentation a été proposée. Elle a été retenue par le gouvernement, et commencera fin 2020, début 2021. Certes, elle ne concerne que 3 000 patients et, face à une demande importante, la sélection de ces patients sera difficile, mais c'est un premier pas. Après de longues années de débats et de controverses, la France autorise enfin l'accès au cannabis médical.

Mais son emploi est encore une science jeune. Le corps médical français entame tout juste sa pratique, et de nombreux médecins vont être formés à cette nouvelle thérapeutique. En attendant, ce sont les nombreux malades usagers qui sont les experts, de leur maladie et du cannabis.

Ce livre a pour objectif d'informer et d'éduquer toutes les parties prenantes sur le cannabis médical, comme les malades utilisateurs et leur entourage, bien sûr, mais aussi :

- les personnes qui ne sont pas (encore) utilisatrices, qui s'interrogent sur les bénéfices du cannabis et qui souhaitent savoir si elles sont éligibles à l'expérimentation ;
- les professionnels de santé, médecins, pharmaciens et personnels paramédicaux, qui souhaitent parfaire leurs connaissances sur le sujet et mieux informer leurs patients ;

- les chercheurs, mais aussi les politiques, les industriels et les journalistes.

En s'appuyant sur les études scientifiques réalisées ou en cours, cet ouvrage a pour ambition de faire le point sur l'état des connaissances sur les effets du cannabis, son mode d'action, ses propriétés, ses indications et son efficacité, mais aussi ses effets secondaires, ses contre-indications et les indispensables précautions d'emploi.

Il décrit le cadre de l'expérimentation 2020-2021 pour apporter toutes les réponses aux questions qu'elle soulève.

Enfin, parce que ce sont les malades qui parlent le mieux du cannabis, ce livre leur laisse aussi la parole, sous forme de témoignages captés lors d'interviews que j'ai pu réaliser avant le début de l'expérimentation. Ces témoignages — également recueillis sur des forums, dans la presse, dans des documentaires ou par le biais d'associations de patients dans un contexte où la consommation de cannabis à usage médical est encore illégale — nous font vivre le soulagement que le cannabis a pu apporter à ces malades.

Testez vos connaissances sur le cannabis médical

Avant de commencer la lecture de ce livre, évaluez vos connaissances sur le cannabis médical. Les réponses sont situées au bas de cette page, mais vous pourrez approfondir vos connaissances tout au long de ce livre.

1. À quand remontent les premières utilisations du cannabis médical ?
☐ 3000 avant J.-C.
☐ 1492
☐ 1847

2. Le chanvre et le cannabis font-ils partie de la même famille botanique ?
☐ oui
☐ non

3. Combien existe-t-il d'espèces de cannabis ?
☐ une
☐ trois
☐ dix

4. Combien existe-t-il de variétés différentes de cannabis ?
☐ une

□ des centaines
□ des milliers

5. Combien de molécules à effet médical trouve-t-on dans le cannabis ?
□ deux
□ dix
□ plus de cinq cents

6. Combien de pays ont autorisé le cannabis médical ?
□ quatre
□ une quarantaine
□ plus de soixante-dix

7. Le cannabis s'administre exclusivement par voie fumée ?
□ oui
□ non

8. L'utilisation du cannabis expose-t-elle au risque d'overdose mortelle ?
□ oui
□ non

9. Le cannabis médical est-il totalement dénué d'effets secondaires ?
□ oui
□ non

10. Quand faut-il éviter de consommer du cannabis ?
□ quand on conduit
□ après 65 ans
□ quand on est enceinte
□ quand on allaite

Réponses

1. Les premières utilisations du cannabis médical remontent à 3000 avant J.-C.
2. Oui, le chanvre et le cannabis sont de la même espèce, *Cannabis sativa* L. C'est l'usage qui fait la différence. Le chanvre est cultivé à des fins agricoles, industrielles, nutritionnelles, tandis que le cannabis est cultivé à des fins récréatives, de bien-être ou médicales. Le chanvre et le cannabis sont des variétés différentes d'une même espèce.
3. Il existe trois espèces de cannabis.
4. Il existe des milliers de variétés de cannabis.
5. On trouve plus de cinq cents molécules à effet médical dans le cannabis.
6. Une quarantaine de pays ont autorisé le cannabis médical
7. Non, de nombreuses voies d'administration existent pour le cannabis : fumée, vaporisée, orale, sublinguale, cutanée, rectale, vaginale. Pour le cannabis médical, la voie fumée est exclue en raison des risques pulmonaires.
8. Non, aucune overdose mortelle n'a été observée avec le cannabis.
9. Le cannabis n'est pas dénué d'effets secondaires. Il doit être manipulé avec précaution, et prescrit aux malades chez qui les traitements conventionnels ont échoué.
10. La grossesse et l'allaitement sont des contre-indications. La conduite ou l'usage d'une machine nécessitent des précautions d'emploi.

Le cannabis médical, cinq mille ans d'histoire

- À quand remontent les premières utilisations du cannabis médical ? Pour quelles indications ?
- À quand remontent les premiers tests sur le cannabis médical ?
- De quand date la première publication scientifique sur le cannabis ?
- Quel a été le premier pays à autoriser le cannabis médical ?

Histoire du cannabis médical, les dates clés

8000 avant J.-C.	2737 avant J.-C.	1700 avant J.-C.	1500 avant J.-C.	Ier siècle
Premières traces de culture du chanvre en Asie par l'homme.	Première mention du cannabis médical en Chine dans le traité des plantes médicinales de Shennong.	Le papyrus du Ramesséum (Égypte) décrit les différentes voies d'administration du cannabis médical.	Le papyrus Ebers (Égypte) mentionne des formules qui utilisent le cannabis pour soulager la douleur et l'inflammation.	Pline l'Ancien, naturaliste romain, prodigue des conseils sur l'utilisation médicale du cannabis.

1839	1840	1850	1866	1890
William O'Shaughnessy, médecin irlandais, propose à l'Académie des sciences de Grande-Bretagne le cannabis dans le traitement de l'épilepsie et du tétanos.	Le Français Louis-Rémy Aubert-Roche publie un traité dans lequel il affirme que le haschisch a permis de guérir des malades atteints de la peste.	Le cannabis entre dans la pharmacopée américaine pour le traitement des douleurs neurologiques, de l'épilepsie...	Le cannabis entre dans la 3e édition de la pharmacopée française.	Sir Russell Reynolds, médecin personnel de la reine Victoria, écrit dans *The Lancet* : « Le chanvre, administré avec précaution, est la plus précieuse des médecines que nous possédons. »

1970	1996	2001	2003	2006
Loi française punit l'usage du cannabis d'un an d'emprisonnement et de 3 750 € d'amende.	La Californie est le premier État américain à autoriser le cannabis médical.	Le Canada est le premier pays à autoriser le cannabis médical.	Les Pays-Bas autorisent le cannabis médical.	Israël autorise le cannabis médical.

Fév. 2019	Oct. 2019	2020
Le Parlement européen approuve une résolution demandant que, dans tous les pays de l'Union européenne, les praticiens puissent prescrire des traitements à base de cannabis médical.	Vote de l'Assemblée nationale en faveur de l'expérimentation du cannabis thérapeutique.	Démarrage en France de l'expérimentation Cannabis Médical.

IIe siècle	IIe siècle	IVe siècle	1563	1800
Galien, médecin grec, fait mention du cannabis dans deux de ses ouvrages.	Hua T'o, chirurgien chinois, utilise le cannabis comme anesthésiant.	Oribase, médecin romain, décrit l'utilisation thérapeutique des graines de cannabis.	Garcia de Orta, médecin botaniste portugais, publie *Colloques des simples et des drogues de l'Inde* qui décrit les bienfaits du cannabis.	Bonaparte, lors de la campagne d'Égypte, interdit par décret la consommation de haschisch et de graines de cannabis.

1915	1937	1941	1961	1964
La Californie interdit le cannabis.	La Marijuana Tax Act porte un coup d'arrêt au cannabis médical.	Le cannabis est retiré de la pharmacopée nord-américaine.	Convention unique de l'ONU sur les stupéfiants : le cannabis, l'opium, et la coca sont déclarés illégaux.	En Israël, Raphael Mechoulam identifie le THC comme le principal composant psychoactif du cannabis.

2011	2013	2013-2018	Déc. 2018	Janv. 2019
La Suisse autorise le cannabis médical.	L'Italie autorise le cannabis médical.	De plus en plus de pays autorisent le cannabis médical.	En France, le CSST estime qu'il est pertinent d'autoriser l'usage du cannabis à usage médical.	L'Organisation mondiale de la santé (OMS) propose de déclassifier le cannabis du tableau IV des stupéfiants, ce qui revient à reconnaître l'utilité de ce produit à des fins médicales.

Cinq mille ans d'histoire, cinq mille ans d'expériences d'utilisateurs, de médecins et de malades ont contribué à forger les lettres de noblesse du cannabis médical. Douleurs, spasmes, crises d'épilepsie, perte d'appétit, nausées, vomissements, les indications actuelles de l'expérimentation du cannabis médical étaient déjà pratiquées, il y a quelques millénaires, par les médecins chinois, indiens et égyptiens. Même si nos ancêtres médecins ne comprenaient pas le mode d'action du cannabis sur notre organisme, ils avaient compris ses vertus médicales pour les malades, aussi occupait-il une place centrale dans leur arsenal thérapeutique. Un tour du monde de la médecine des grandes civilisations illustre bien les fondements de l'utilisation médicale du cannabis et la façon dont il est entré au XIXe siècle dans la pharmacopée des pays occidentaux, avant d'en disparaître au XXe siècle, pour amorcer enfin un retour en force au XXIe siècle.

Le cannabis a de tout temps suscité un formidable engouement. « Chanvre » en français, *hanf* en allemand, *hemp* en anglais, *cáñamo* en espagnol, *canapa* en italien, mais aussi *haschisch* en arabe, *mâ* en Chine, *marijuana* au Mexique, *bhang* et *ganja* en Inde et *cannabis* en latin… autant de noms autour du monde pour cette plante aux multiples vertus et usages.

Pendant des millénaires et sous les plus grandes civilisations, le cannabis a bénéficié d'un statut particulier compte tenu de ses nombreux usages. Utilisé il y a dix mille ans pour ses fibres (tiges) et ses propriétés nutritives (graines), il fut utilisé dans un second temps, entre 2500 et 3000 avant J.-C., pour ses propriétés récréatives, rituelles et, surtout, médicales et pharmacologiques (fleurs). Il est l'une des plus anciennes plantes médicinales utilisées par l'homme. Toutes les grandes civilisations passées connaissaient beaucoup de ses propriétés thérapeutiques et savaient que la plante pouvait avoir un effet antalgique, calmant ou stimulant sur le corps humain. À ces périodes lointaines, le savoir reposait sur une approche empirique, sur l'expérience des utilisateurs : les malades et les médecins. Son efficacité se transmettait oralement au début, puis par écrit plus tard, mais sans qu'ait été faite la preuve de son efficacité.

Si on ne sait pas précisément à quand remonte sa première utilisation médicale, c'est en Chine qu'on trouve les premières mentions faites au cannabis, et c'est depuis ce pays qu'il aurait migré vers le reste du monde. Son histoire est si riche que se sont ouverts quatre musées qui lui sont consacrés, à Amsterdam (Pays-Bas), à Barcelone (Espagne), à Seattle (USA) et à Montevideo (Uruguay).

Le chanvre, l'une des plus anciennes plantes cultivées

D'après les dernières recherches scientifiques, le chanvre serait apparu sur terre il y a plus de 20 millions d'années en Asie, au nord-est du plateau tibétain[1], après la disparition des dinosaures mais bien avant l'apparition de la lignée humaine.

On ne sera donc pas surpris de savoir que le chanvre est l'une des plus anciennes plantes cultivées par l'homme. Sa culture remonte à plus de dix mille ans, ce qu'on sait grâce à la découverte de cordages dans des poteries brisées. Il a pris son origine en Asie, avant de s'étendre, via les populations nomades, les différentes routes commerciales et les nombreuses invasions et colonisations, vers le continent africain et le Moyen-Orient, puis, un peu plus tard, en Europe, en Amérique du Sud et, enfin, en Amérique du Nord.

Le chanvre était cultivé initialement pour ses fibres textiles et pour ses graines, pourvues d'excellentes qualités nutritionnelles.

Le cannabis, l'une des plus anciennes plantes médicinales

Il faut attendre 3000 avant notre ère pour trouver les premières traces de l'utilisation du cannabis pour ses propriétés psychotropes et médicales. Son utilisation est décrite dans des manuscrits en Chine et en Inde, et sur certaines tombes de l'Égypte ancienne.

Plus tardivement, c'est en Europe et aux États-Unis que le cannabis médical s'est développé.

Quelle différence y a-t-il entre le chanvre et le cannabis ?

L'histoire du cannabis médical est intimement liée à celle du chanvre agricole. D'ailleurs, tous deux portent le même nom latin, *Cannabis sativa* L. C'est sur l'usage qui en est fait, sur la composition en THC (le composé psychoactif), sur le mode de culture et sur la façon de le récolter qu'ils se différencient : usage textile, alimentaire et aujourd'hui industriel pour le chanvre grâce à l'utilisation des tiges et des graines ; usage récréatif et médical pour le cannabis grâce à l'utilisation des fleurs. Entre les deux, c'est la composition en actifs (molécules à effet thérapeutique) qui diffère. Les concentrations en THC sont, en France, légalement plafonnées dans le chanvre à moins de 0,2 %, alors qu'elles sont bien plus élevées dans le cannabis, jusqu'à 20 %, voire 40 %, selon les variétés. De même, les concentrations en cannabidiol, le second actif, ne peuvent être très élevées dans le chanvre, de 3 à 4 % au maximum, alors qu'elles peuvent être bien plus élevées dans le cannabis.

Les grandes civilisations

La Chine

C'est en 2737 avant J.-C. que la plante est citée pour la première fois dans un traité des plantes médicinales, le *Shennong bencao jing,* premier texte de la pharmacopée chinoise, rédigé par Shennong, un empereur chinois légendaire et fondateur de la médecine chinoise.

Cette dernière fait partie des trois grandes médecines traditionnelles, avec celles de l'Inde, l'ayurvéda, et celle du monde méditerranéen, le galénisme. Elle utilise de nombreuses techniques, telles que l'acupuncture, le taï chi et les plantes médicinales, parmi lesquelles le cannabis occupe une place centrale.

Le traité de Shennong décrit l'utilisation médicinale de 365 substances végétales. Concernant le cannabis, il fait la distinction entre le *ma fen,* cannabis psychoactif, et le *ma tze,* cannabis non psychoactif, laissant présager l'existence de variétés différentes de la plante. Il précise également que ce sont les plantes femelles qui produisent l'effet thérapeutique, ce qui eut pour conséquence une production plus importante des plantes femelles. En effet, elles seules produisent des têtes de fleur. Elles sont également plus riches en substances actives.

Premières indications du cannabis médical

Dans le traité, les extraits de cannabis sont décrits comme efficaces contre les rhumatismes, la goutte, le paludisme, la constipation, les règles douloureuses ou le béribéri (maladie causée par un déficit en vitamine B1 qui provoque des troubles neurologiques), mais également pour stimuler l'appétit et contre sur la sénilité.

Shennong est le premier à définir les indications médicales du cannabis : ses effets antalgiques (rhumatismes, goutte, règles douloureuses) et neurologiques (paludisme et béribéri), ainsi que son action stimulante sur l'appétit.

Nous disposons de peu d'informations quant aux modes d'administration utilisés à l'époque. La découverte toute récente de huit tombes dans les montagnes du Pamir, à 3 000 mètres d'altitude dans l'ouest de la Chine, près de la frontière avec le Tadjikistan, nous donne un premier éclairage. Ces tombes, vieilles de deux mille cinq cents ans, contenaient des squelettes et de nombreux objets, parmi lesquels des assiettes en bois, des bols et une dizaine de pots en bois contenant des pierres avec des traces de combustion.

Des variétés riches en THC

Les scientifiques ont extrait des pots la matière organique et l'ont analysée à l'aide d'une technique de spectrométrie, qui a révélé des traces de cannabis. Ce qui est particulièrement intéressant, c'est que ce cannabis possède un taux élevé en THC, son actif psychotrope, un taux plus élevé que celui retrouvé dans les variétés sauvages.

Cette étude conclut que les humains, il y a deux mille cinq cents ans, consommaient du cannabis probablement pour ses effets psychoactifs. Les plantes étaient placées sous des pierres chaudes, et les vapeurs, inhalées. Selon les archéologues, il s'agit de la plus ancienne preuve jamais découverte de l'utilisation de cannabis pour ses propriétés psychoactives[2].

Au cours du IIe siècle après J.-C., Hua T'o, chirurgien, commence à utiliser le cannabis comme anesthésiant. Il associe la résine de cannabis avec du vin (*ma-yo*) pour réduire la douleur lors des interventions[3].

Sous la dynastie Tang (618-907), un grand intérêt est porté à la pharmacologie. En l'an 650, l'enseignement dispensé par la première école de médecine en Chine se base sur les plantes naturelles, dont le cannabis.

Plus récemment, en 1593, le *Pen ts'ao kang mu,* traité d'histoire naturelle écrit par Li Shizhen, médecin, répertorie tous les produits végétaux, minéraux et animaux. Dans cet ouvrage de cinquante volumes, le cannabis est recommandé pour traiter les douleurs, les règles douloureuses, les rhumatismes, les nausées et les vomissements, ainsi que les hémorragies post-accouchement, le diabète, les diarrhées, la présence de vers intestinaux et la fièvre.

L'Inde

La médecine traditionnelle indienne, l'ayurvéda, puise ses origines dans des textes sacrés datant du IIe millénaire avant J.-C. C'est une médecine holistique, c'est-à-dire qui prend en considération l'individu dans sa globalité. Elle est toujours pratiquée aujourd'hui, et constitue encore le principal système de soins en Inde. Elle a pour objectif le maintien de l'individu en bonne santé, la guérison des maladies et la réalisation de soi. Pour y parvenir, elle vise à détoxifier l'organisme en purifiant le corps et l'esprit. Elle utilise les lavements et les massages afin d'éliminer les toxines. La pratique du yoga, la méditation et la diététique font aussi partie des techniques mises en œuvre. Enfin, nombre de plantes et de minéraux sont utilisés dans un objectif préventif et thérapeutique.

Parmi les plantes, se trouve bien sûr le cannabis. Le cannabis à une longue histoire en Inde car il a été d'abord utilisé à des fins religieuses et spirituelles. Dans l'Artharva-veda, texte sacré de l'hindouisme que l'on estime avoir été écrit entre 2000 et 1400 av. J.-C., il est l'une des cinq plantes sacrées. Entre 1200 et 800 avant J.-C., il commence à être employé par la médecine ayurvédique pour ses vertus médicinales.

On retrouve son utilisation dans le grand traité de médecine et de chirurgie Súsruta-Samhitã, un des textes fondateurs de la médecine ayurvédique, rédigé cinq cents ans avant J.-C. Si ses nombreux bienfaits sont reconnus, il est considéré comme une drogue toxique pour le corps et l'esprit. Sa toxicité, qui s'exerce sur le foie et le sang, peut survenir en cas d'usage inadéquat. Pour cette raison, il est écrit que le cannabis doit être purifié et utilisé par voie orale ; il ne doit jamais être fumé. Seuls les médecins peuvent le prescrire, à doses précises et sur une période courte, dans un objectif curatif et non pas récréatif.

Ses bienfaits sont reconnus sur le système nerveux (épilepsie, céphalées, hystérie, névralgies et contractions tétaniques), contre les douleurs de règles et celles des contractions lors de l'accouchement, ainsi qu'en cas de petite intervention chirurgicale. Il est également utilisé en application locale sur les zones enflammées et douloureuses. Sur les dents cariées, on posait du *charas* (résine de cannabis) afin de diminuer l'intensité de la douleur.

On l'administre aussi pour stimuler l'appétit, pour traiter les maladies respiratoires et la lèpre. De plus, les préparations à base de cannabis améliorent la qualité du sommeil, réduisent l'anxiété, permettent de retrouver la bonne humeur, renforcent l'énergie vitale et possèdent des propriétés aphrodisiaques.

Le cannabis est consommé en Inde sous plusieurs formes. Le *bhang* (boisson à base de feuilles de cannabis, de sucre et d'épices) est la plus ancienne forme utilisée en médecine ayurvédique ; on la retrouve dans des textes datant de plus de mille ans avant J.-C. La ganja (fleurs) et le *charas* (résine) sont les formes généralement fumées, et ce sont elles qui sont utilisées dans les rituels religieux.

L'Égypte

La médecine de l'Égypte ancienne est une médecine très avancée, avec un système de soin moderne et accessible à tous. Les Égyptiens disposaient d'une pharmacopée végétale très riche. Le cannabis était utilisé comme médicament, en particulier contre la douleur, l'épilepsie, les troubles oculaires et l'anxiété. De nombreuses traces écrites de son utilisation ont été retrouvées aux XIXe et XXe siècles.

- Daté de 1700 avant J.-C., le papyrus du Ramesséum est le plus ancien document médical retrouvé qui cite le cannabis. Il décrit les différentes voies d'administration de la plante, par voie orale et rectale (pour les hémorroïdes), par voie ophtalmologique (pour les conjonctivites et le glaucome), mais aussi en application cutanée pour son action anti-inflammatoire.

- Le papyrus Ebers, un rouleau de 9 mètres de long, conservé à la bibliothèque de l'université de Leipzig, remonte à l'époque du règne d'Aménophis Ier (environ 1514-1493 avant J.-C.). Il constitue le témoignage le plus complet sur la médecine de l'Égypte ancienne. Il mentionne un certain nombre de formules qui utilisent le cannabis pour soulager la douleur et l'inflammation causées par diverses maladies et blessures. Sont mentionnées par exemple la recette d'un suppositoire vaginal au cannabis et au miel pour augmenter les contractions lors de l'accouchement, celle d'un cataplasme pour soulager les ongles de pied et celle d'un lavement. Le papyrus traite de nombreuses maladies : cancer, maladies cardiaques, dépression, diabète, maladies digestives, infections urinaires…
- Le papyrus Berlin (1300 avant J.-C.) donne une recette pour traiter le glaucome à partir des bourgeons et des feuilles de cannabis.

La Grèce antique

La médecine grecque a emprunté à l'Égypte sa pharmacopée et ses nombreuses substances, dont le cannabis.

En 60 après J.-C., dans son *De materia medica,* livre en cinq volumes, le médecin et botaniste grec Pedanius Dioscoride documente 600 plantes et plus de 900 remèdes. Parmi eux, le cannabis. Alors médecin dans l'armée,

Dioscoride teste de nombreuses médications sur les soldats. Pour lui, « le chanvre cultivé que certains appellent *cannabion, schoenostrophion* ou *asterion* est avant tout une plante utile pour la confection de cordages solides. Le jus de graines fraîches peut réduire le désir sexuel et, lorsqu'il est instillé dans les oreilles, il traite les douleurs d'oreille. »

C'est Galien (129-210 après J.-C.), l'un des médecins les plus réputés et les plus influents de l'Antiquité, qui fait mention du cannabis dans deux de ses ouvrages. Selon lui, le cannabis facilite la digestion et possède des propriétés aphrodisiaques. Il recommande également le cannabis en cas de douleurs aux oreilles.

La Rome antique

Au Ier siècle, Pline l'Ancien, écrivain et naturaliste romain, est l'auteur d'une monumentale encyclopédie intitulée *Histoire naturelle.* Dans le Livre XX de celle-ci, qui traite des remèdes fournis par les plantes de jardin, des conseils sont prodigués pour l'utilisation médicale du cannabis : « La racine cuite dans l'eau relâche les articulations contractées et s'emploie pour la goutte et les affections semblables. On l'applique crue sur les brûlures ; mais, pour ne pas la laisser sécher, on la renouvelle souvent. »

Au IVe siècle, Oribase, médecin de l'empereur Julien, évoque dans son encyclopédie médicale l'utilisation thérapeutique des graines de cannabis pour aider à perdre du poids, pour calmer les maux de tête et pour ses propriétés antiflatulences. Il y classe le chanvre dans la liste des médicaments caloriques (qui donnent une impression de chaleur).

Marcellus Empiricus, médecin de l'empereur Théodose Ier (379-395), proposait dans son manuel de médecine, *De medicamentis,* des remèdes pratiques et diverses médications, principalement à base de plantes, dont la racine de cannabis pour arrêter les hémorragies.

Le monde occidental

Au Moyen Âge, la culture du chanvre connaît une croissance importante. Son commerce, pour les cordages et les toiles nécessaires aux navires, se développe dans les principaux ports de la Méditerranée. Pourtant, c'est surtout la colonisation qui met les Européens en contact avec le cannabis.

XVIe siècle, la découverte du Nouveau Monde

Christophe Colomb, la rencontre du chanvre et du cannabis

À Barcelone, sur les Ramblas, se dresse un monument en l'honneur de Christophe Colomb, une grande colonne de bronze, de fer et de pierre conçue par l'architecte Gaietà Buïgas en 1888 à l'occasion de l'Exposition universelle. Le pied de la colonne est richement orné de tiges et de feuilles de chanvre (cannabis), qui poussent en direction des pieds de Christophe Colomb.

Pourquoi une place aussi importante de la plante sur cette statue ? Le chanvre était le matériau le plus utilisé dans la construction navale : on s'en servait pour les voiles, les cordages et l'étanchéification de la coque. Christophe Colomb transportait 80 tonnes de voile et de cordage de chanvre. Les cales de ses vaisseaux étaient chargées d'huile, pour éclairer les lampes des navires, et de graines de chanvre pour être plantées dans les terres nouvellement découvertes, mais aussi pour permettre aux marins, en cas de naufrage, de planter du chanvre et de reconstruire leur navire.

Sans le chanvre, Christophe Colomb n'aurait peut-être jamais découvert le Nouveau Monde

Pour traiter les blessures des marins ou les brûlures causées par le soleil, Christophe Colomb se met à utiliser l'huile de chanvre avec succès, pratique qui n'avait encore jamais été effectuée.

Après plusieurs semaines sans voir la mer, les marins sont terrorisés à l'idée que les caravelles atteignent la limite de l'univers. La tension à bord est vive, et le risque de mutinerie, important. On raconte que les marins, épuisés, ont fini par se nourrir de graines de chanvre, ce qui aurait eu pour effet de les apaiser, de les déstresser, et ainsi permis à Christophe Colomb de mener à bien sa mission et d'éviter une mutinerie.

En 1510, après la prise de Goa (Inde), les Portugais se familiarisent avec l'utilisation et la commercialisation du cannabis. Garcia de Orta, médecin botaniste qui exerce la médecine à Goa et fait commerce de produits médicaux locaux, publie en 1563 un livre, *Colloques des simples et des drogues de l'Inde,* qui constitue le texte fondateur de la médecine tropicale. Il y décrit des méthodes thérapeutiques inconnues jusqu'alors et donne une description minutieuse de nombreuses plantes, dont le cannabis. Il mentionne que le *bhang* était utilisé pour augmenter l'appétit et améliorer la capacité au travail.

En France, Rabelais se fait l'apôtre du cannabis

François Rabelais (1483 ou 1494-1553), écrivain et médecin, décrit dans le *Tiers livre,* publié en 1546, une plante mystérieuse nommée « pantagruelion » qui rappelle en tous points le cannabis. C'est une plante merveilleuse, dont « l'usaige a esté par tant de siècles celé aux antiques Philosophes », nous dit Rabelais. Pour « guerir une bruslure, soit d'eaue, soit de feu, applicquez y du Pantagruelion crud, c'est à dire tel qui naist de terre, sans aultre appareil ne composition. » Elle permet également de faire céder la douleur, les spasmes, les crampes et les rhumatismes.

On comprendra que toute allusion à une substance « hédoniste » ne pouvait se faire qu'en termes voilés au XVIe siècle.

XIXe siècle, de la campagne d'Égypte à la colonisation de l'Inde

Les Français découvrent le haschisch

C'est lors de la campagne d'Égypte, menée par Bonaparte entre 1798 et 1801, que les soldats et les médecins font connaissance avec le haschisch. Peu après son arrivée en Égypte, le général corse est agressé par un fanatique sous l'emprise du cannabis. Il prend alors la décision d'interdire par décret « l'usage de la liqueur forte faite par quelques musulmans avec une certaine herbe nommée haschisch, ainsi que celui de fumer la graine de chanvre ». Ce décret du 8 octobre 1800 entendait mettre un terme à la consommation de drogue par les soldats du corps expéditionnaire. Pour la première fois, il était fait ouvertement mention dans une loi du cannabis et de ses risques.

Au retour de leur campagne d'Égypte, les soldats de Bonaparte importèrent le cannabis pour un usage personnel et récréatif. C'est à cette période que l'Occident va découvrir le haschisch, ses plaisirs, ses risques, mais aussi ses bienfaits.

En France, premiers apprentissages des vertus médicales du cannabis

Au milieu des années 1830, Louis-Rémy Aubert-Roche, futur médecin en chef de la Compagnie universelle du canal maritime de Suez, l'auto-expérimente en Afrique du Nord et au Moyen-Orient. Le haschisch est alors consommé comme un petit aliment appelé *dawamesk,* qui se présente sous la forme de tablettes sucrées « d'une couleur verdâtre, ayant un goût fade, mais très bien masqué par les pistaches et les essences de rose et de jasmin ». Le médecin apprécie le « *dolce farniente* le plus complet » et les effets psychotropes qui résultent de son ingestion. En 1840, il publie un traité dans lequel il affirme que le haschisch, administré en petite quantité et consommé avec du café, a permis de guérir sept patients sur onze atteints de la peste et traités dans des hôpitaux du Caire et d'Alexandrie pendant l'épidémie de 1834-1835. Il pensait, comme la plupart des médecins de l'époque, que la peste était une affection du système nerveux. « La peste, écrit-il, est une maladie des nerfs. Le haschisch, une substance qui agit sur le système nerveux, a donné les meilleurs résultats. C'est pourquoi je pense qu'il s'agit d'une drogue à ne pas négliger. » Il est le premier Français à préconiser l'usage médical du cannabis : « Je signale donc cette substance qui peut devenir très utile en médecine ; je crois qu'elle n'est pas un médicament à négliger. Ceux qui l'expérimenteront reconnaîtront très vite sa valeur thérapeutique, soit dans la peste, soit dans d'autres maladies. »

Jacques-Joseph Moreau, médecin psychiatre, découvre les effets du cannabis à la suite d'un voyage en Orient de quatre ans. Il ramène du Caire du haschisch et il en ingère pour décrire ses effets psychotropes. En 1845, il rédige *Du haschisch et de l'aliénation mentale,* considéré aujourd'hui comme l'un des ouvrages fondateurs de la psychopharmacologie. Il y prône l'usage du cannabis pour accéder au « rêve sans sommeil » : « J'avais vu dans le haschisch, ou plutôt dans son action sur les facultés morales, un moyen puissant, unique, d'exploration en matière de pathogénie mentale ; je m'étais persuadé que par elle on devait pouvoir être initié aux mystères de l'aliénation, remonter à la source cachée de ces désordres si nombreux, si variés, si étranges qu'on a l'habitude de désigner sous le nom collectif de folie. » Il affirme avoir guéri sept patients atteints de troubles mentaux entre 1840 et 1843 à l'hôpital Bicêtre de Paris. À la fin des années 1840 et au cours des années 1850, des médecins des États-Unis, du Royaume-Uni, d'Allemagne et d'Italie publient des comptes rendus favorables aux travaux de Moreau sur le haschisch. Cette découverte est qualifiée « d'une grande importance pour le monde civilisé ». Jacques-Joseph Moreau fonde par ailleurs le club des haschischins, club dédié à l'expérimentation des drogues comme le haschisch et l'opium, où se réunissaient scientifiques, hommes de lettres et artistes, tels Théophile Gauthier, Charles Baudelaire, Eugène Delacroix ou Alexandre Dumas.

Si, à cette époque, les médecins se représentent le haschisch comme un remède miracle, ils déplorent la complexité de standardiser les doses. En effet, ils découvrent la variabilité de l’activité d’un plant à l’autre et la difficulté d’obtenir un effet reproductible. Ils constatent par ailleurs les problèmes posés par le haschisch frelaté importé d’Afrique du Nord, souvent mélangé à d’autres extraits de plantes psychoactives. Pour y remédier, des médecins français mettent au point et commercialisent leur propre teinture de cannabis. Les premières pastilles infusées au haschisch font leur apparition dans les pharmacies françaises, bientôt suivies de la teinture de cannabis (de l’alcool infusé au haschisch) et de « cigarettes médicinales ».

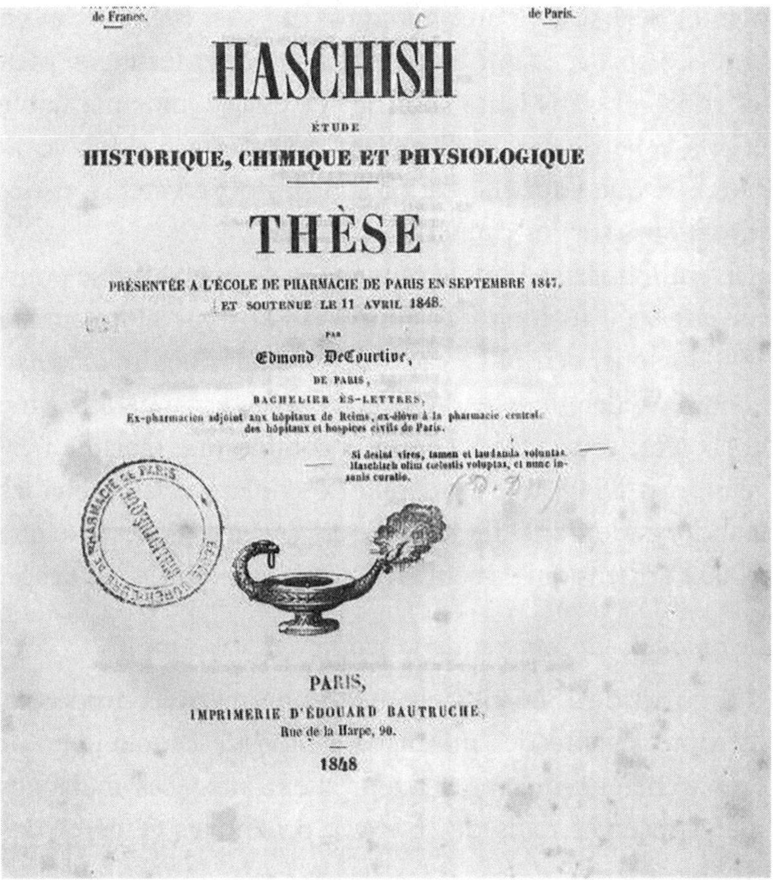

de France. de Paris.

HASCHISH

ÉTUDE

HISTORIQUE, CHIMIQUE ET PHYSIOLOGIQUE

THÈSE

PRÉSENTÉE A L'ÉCOLE DE PHARMACIE DE PARIS EN SEPTEMBRE 1847,
ET SOUTENUE LE 11 AVRIL 1848.

PAR

Edmond DeCourtive,

DE PARIS,

BACHELIER ÈS-LETTRES,

Ex-pharmacien adjoint aux hôpitaux de Reims, ex-élève à la pharmacie centrale des hôpitaux et hospices civils de Paris.

Si desint vires, tamen et laudanda voluntas.
Haschisch olim cœlestis voluptas, et nunc insanis curatio.

PARIS,

IMPRIMERIE D'ÉDOUARD BAUTRUCHE,
Rue de la Harpe, 90.

1848

Au cours des années 1840 et 1850, des dizaines de pharmaciens français misent leur activité sur le haschisch, publiant des mémoires, des monographies et des articles dans des revues à comité de lecture sur ses avantages médicinaux et scientifiques. Un pharmacien parisien, Edmond de Courtive, soutient sa thèse[4] sur le haschisch en 1848. Son travail fait suite à des expérimentations qu'il réalise chez l'homme, sur lui-même et sur des animaux.

Il constate des différences d'activité du cannabis selon la provenance de la plante (Algérie, Italie, France), et conclut : « C'est parce que je suis convaincu que cette plante, déjà si utile aux hommes, qui s'en habillent et en font des cordages qui les aident à sillonner les mers, peut les soulager dans leurs souffrances que je joins ma faible voix à celle de ces laborieux et dévoués médecins voyageurs, et que j'appelle l'attention des observateurs et des travailleurs sur les cannabis en général. »

L'enthousiasme pour le cannabis et sa popularité se poursuivent tout au long des années 1840 pour culminer en 1848 lorsque, devant l'Académie de médecine, un médecin nommé Willemin défend que la teinture de cannabis soigne le choléra, considéré à l'époque comme une maladie nerveuse. En 1849, une épidémie de choléra éclate dans les faubourgs de Paris. La teinture est essayée sur les quelque 7 000 Parisiens qui en sont victimes… et se révèle inefficace.

Le cannabis au sommet de sa gloire

À partir de 1866 en France, les pharmaciens proposent en toute légalité des mélanges à base de cannabis qu'ils préparent eux-mêmes à partir d'extraits. Ces mélanges sont conservés dans des bocaux ornant les étagères des officines.

On y trouve également les cigarettes indiennes au chanvre de Grimault et cie, pharmaciens à Paris. Elles sont indiquées en cas d'asthme et d'affection des bronches et des poumons, et préconisées par un grand nombre de praticiens. Les cigarettes Giniez, quant à elles, offrent un curieux mélange de cannabis, de belladone et de camphre !

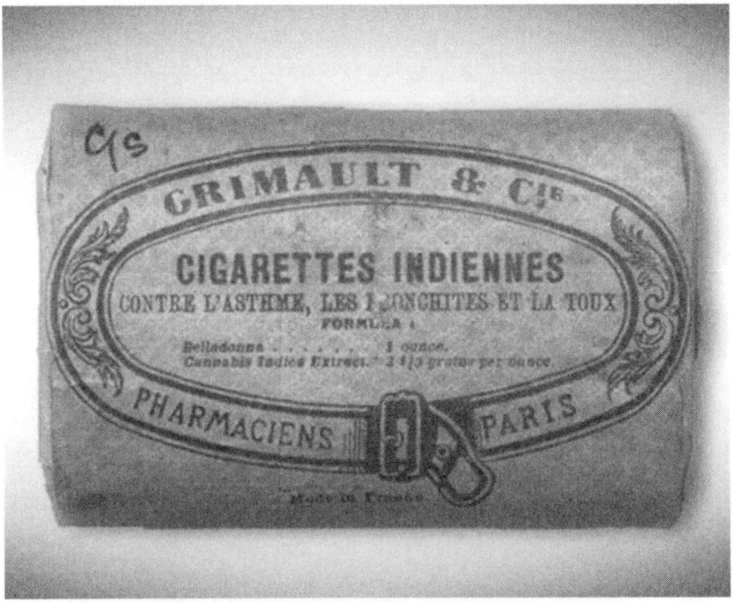

Les médecins rédigent des ordonnances pour les enfants et les adultes, et pour les affections les plus diverses : quelques gouttes diluées avec de l'eau tiède pour soulager des contractions de l'accouchement, pour remédier à l'hystérie ou calmer les douleurs menstruelles.

Le chanvre indien, l'extrait de chanvre indien (*extractum Cannabis indicae*) et la teinture de chanvre indien (*tinctura Cannabis indicae*) font leur entrée en 1866 dans la troisième édition de la Pharmacopée française (ouvrage de référence pour l'exercice de la pharmacie), et ce une quinzaine d'années après leur adoption par la pharmacopée américaine (1850). Ces trois substances, qualifiées de « médicamenteuses », s'y maintiennent dans les quatre éditions suivantes (1884-1895, 1908, 1937 et 1949).

Le cannabis et ses produits dérivés sont parfaitement admis par les autorités de santé.

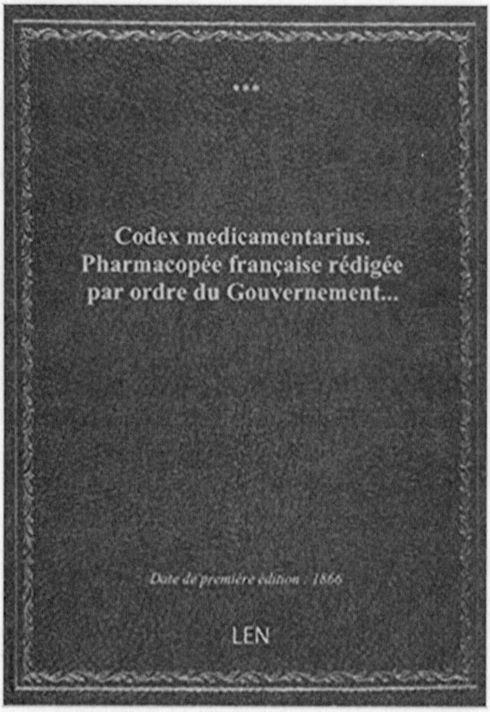

En 1891, le pharmacien Eusèbe Ferrand récapitule les avantages du haschisch dans son *Aide-mémoire de pharmacie* : « À dose faible, il stimule le système nerveux sensitif et moteur ; il active l'intelligence ; il est aussi un peu aphrodisiaque. À dose plus forte, il produit l'anesthésie générale, avec résolution musculaire et un peu de catalepsie [...]. On emploie le haschisch comme sédatif, hypnotique, dans le choléra, la chorée, la manie hypocondriaque ; on le substitue à l'opium chez les sujets qui ne peuvent supporter ce médicament. »

Début du discrédit

En parallèle de cet enthousiasme sur le cannabis médical, s'installe dans les colonies françaises un courant critique sur les effets secondaires provoqués par une utilisation régulière et prolongée. La consommation par les populations indigènes à des fins récréatives serait responsable de pertes de mémoire, de décolorations du visage, de fatigue oculaire, de perte de poids, de folie et, finalement, de mort. Les médecins de l'Algérie française sont de plus en plus nombreux à considérer l'usage du haschisch comme cause majeure de démence et de criminalité chez les autochtones musulmans, une pathologie appelée « folie haschischique ». Le haschisch est rebaptisé « poison oriental ».

En 1857, Alphonse Bertherand, médecin, et Noël-Eugène Latour soulignent[5] que la consommation de haschisch peut pousser à commettre des actes dangereux. Ils demandent que soit interdite la vente de préparations à base de cannabis sur tout le territoire algérien.

Le gouverneur d'Alger, Jacques-Louis Randon, signe alors un décret officiel contrôlant la vente et la consommation de haschisch dans les cafés et interdisant sa vente aux mineurs[6]. Ce décret est abrogé l'année suivante, quand Jacques-Louis Randon est remplacé.

Cet article sera cité à de nombreuses reprises dans les débats de l'Assemblée nationale, lors de la création en

1875 du Code de l'indigénat, une loi institutionnalisant le racisme et l'apartheid dans l'Afrique du Nord française.

Malgré une littérature médicale de plus en plus solide, la teinture de haschisch commence à tomber en discrédit en France dans la population médicale sous l'effet du racisme et du colonialisme ambiants.

Les Anglais et les premières études scientifiques

Si, du côté français, c'est avec la campagne d'Égypte et l'occupation du Maroc que s'effectuent les premières prises de contact avec le cannabis, du côté anglais, c'est grâce à la colonisation de l'Inde que sont découvertes les vertus de la plante.

Très vite, les Anglais s'engagent dans une démarche scientifique sur le cannabis. Les premières études empiriques sont conduites en Inde, mais le véritable travail scientifique se fait un peu plus tard, en Angleterre.

En 1833, un médecin irlandais, William O'Shaughnessy, qui travaille en Inde pour la Compagnie britannique des Indes orientales, constate que des médecins indiens utilisent largement l'extrait de cannabis pour traiter certains problèmes médicaux. Il valide alors l'usage populaire du cannabis en Inde, et en recommande l'utilisation dans de nombreuses indications. En 1838, il est le premier à publier sur l'utilisation du cannabis dans la médecine moderne[7], et s'en sert à titre personnel pour traiter des patients dans son hôpital de Calcutta. Il construit sa réputation en soulageant avec succès des rhumatismes et en domptant les convulsions d'un enfant à l'aide du cannabis. Sa principale réussite est de calmer avec de la résine de cannabis les spasmes musculaires très douloureux du tétanos et de la rage. En 1839, il devient célèbre en présentant à l'Académie des sciences de Grande-Bretagne un mémoire sur le chanvre indien où il propose le cannabis dans le traitement de l'épilepsie et du tétanos. Pour la première fois peut-être dans l'histoire, ses travaux scientifiques s'appuient sur l'expérimentation animale. Il a apporté des graines de cannabis pour que les médecins du Royaume-Uni puissent à leur tour l'utiliser. En Angleterre, il poursuit ses publications scientifiques[8].

En 1843, John Clendinning met en évidence l'effet du cannabis sur la toux dans la tuberculose et la coqueluche, et sur la migraine, les douleurs articulaires, la goutte et pour la première fois sur le sevrage de la morphine[9].

Le cannabis dans la première édition du Lancet

Sir Russell Reynolds, médecin personnel de la reine Victoria (1819-1901), lui prescrivait du cannabis afin de calmer ses règles douloureuses. Ce neurologue renommé, qui recommandait par ailleurs le cannabis dans les migraines, l'épilepsie, la dépression et l'asthme, écrit en 1890 dans la première édition de la prestigieuse revue médicale *The Lancet* : « Le chanvre, administré avec précaution, est la plus précieuse des médecines que nous possédons.[10] »

À cette époque, une douzaine de présentations de cannabis sont disponibles dans les pharmacies pour traiter les migraines, les crampes menstruelles, la toux, l'asthme, l'insomnie, le travail lors de l'accouchement, les angines et le sevrage à l'opium.

Comme en France, les médecins qui prescrivent du cannabis sont confrontés à des difficultés pour ajuster les doses thérapeutiques. Souvent, les patients reçoivent soit des doses trop faibles, donc sans réel effet thérapeutique, soit des doses trop fortes, avec des effets indésirables.

Ces inconvénients du cannabis ouvrent la voie aux médicaments opiacés standardisés, comme la codéine et la morphine. Le cannabis disparaît alors progressivement des pharmacopées occidentales, avant d'en être retiré au XXe siècle, lorsque la prohibition déferlera sur l'Europe.

XXe siècle, les États-Unis entrent en guerre contre le cannabis

Le cannabis envahit les États-Unis

C'est en 1850 que le cannabis entre dans la pharmacopée américaine. Il est alors indiqué dans le traitement des douleurs neurologiques, de l'épilepsie, du tétanos, du typhus, du choléra, de la rage, de la dysenterie, de l'alcoolisme, de l'addiction à l'opium, de l'incontinence urinaire[11]…

À la fin du XIXe siècle et au début du XXe, la production de cannabis à usage médical, initialement réalisée par les officines, est assurée aux États-Unis par des compagnies pharmaceutiques comme Parke-Davis, Eli Lilly et Sharp and Dohme. Ces entreprises font de la publicité dans les magazines et publient leurs catalogues de médicaments.

À cette période, le cannabis est, après les plantes opiacées, l'actif le plus utilisé parmi les médicaments disponibles dans les pharmacies européennes et américaines. Il est souvent prescrit par les médecins pour diverses formes de névralgies, particulièrement les accès de migraine, pour l'épilepsie et la dépression, parfois même l'asthme et les règles douloureuses. Certains médecins le recommandent également pour atténuer l'agitation et l'anxiété, et distraire l'esprit du patient durant une maladie en phase terminale. C'est aussi un traitement populaire contre les rhumatismes, les troubles nerveux, la toux…

La prohibition

Au début XXe siècle, la marijuana traverse la frontière mexicaine vers le sud des États-Unis. Elle arrive au Texas en 1903, puis à La Nouvelle-Orléans vers 1910. Elle est alors consommée par les esclaves des plantations de coton pour ses effets récréatifs. Elle y est connue sous le nom de *reefer,* un mot d'argot.

La propagation de l'utilisation récréative du cannabis amène les spécialistes médicaux à le considérer comme un narcotique, laissant entrevoir les dangers du surdosage. C'est dans les années 1910 qu'une première vague de mesures prohibitionnistes s'abat sur le cannabis dans le monde. En 1915, la Californie l'interdit, puis c'est au tour du Texas en 1919. Cette même année, qui marque le début de la prohibition d'alcool aux États-Unis, voit le climat prohibitionniste sur le cannabis monter crescendo jusqu'à une véritable chasse aux sorcières, teintée de racisme anti-Noirs et de ségrégationnisme.

L'arrivée de travailleurs immigrés originaires des Caraïbes va causer à La Nouvelle-Orléans une épidémie de consommation de cannabis, d'abord limitée au milieu des musiciens de jazz, mais qui se répand très vite sur tout le territoire des États-Unis.

Durant les années 1920-1930, le cannabis devient très populaire auprès des populations noires et hispaniques. La police de La Nouvelle-Orléans, berceau du jazz, ira jusqu'à lui attribuer 60 % des crimes de la ville.

En 1925, lors de la 2e Conférence internationale de l'opium, qui se tient à Genève, un délégué égyptien explique que le haschisch est au moins aussi nocif que l'opium et qu'il devrait être placé dans la même catégorie. Le cannabis est alors ajouté à la liste de substances dont l'importation doit être contrôlée. Il est alors considéré comme présentant les mêmes dangers et les mêmes risques que l'opium et les autres stupéfiants.

Des campagnes de dénigrement

En 1930, le gouvernement fédéral nomme Harry J. Anslinger, un prohibitionniste, chef du Bureau fédéral des narcotiques. L'année 1933 signe la fin de la prohibition de l'alcool, le lobby puritain a perdu cette bataille. Anslinger déclare alors la guerre aux drogues, en particulier à la marijuana, et n'a de cesse de diaboliser le cannabis. Ses motivations sont principalement racistes, car cette drogue est majoritairement utilisée par les Mexicains et les Noirs américains.

Soutenues par la presse, de nombreuses campagnes de dénigrement voient le jour aux États-Unis. Le cannabis n'est plus un médicament, mais une drogue malfaisante qui incite les Mexicains et les Noirs à s'attaquer aux femmes blanches. La marijuana est l'herbe du démon, elle peut transformer les gens en monstres violents, assoiffés de sexe. L'objectif de ces campagnes anti-cannabis est clairement de semer la peur parmi la population américaine. Le film de propagande *Refeer Madness,* en 1936, et l'article intitulé « Assassin of Youth » (l'assassin de la jeunesse), en 1937, attestent de cette période.

À l'issue de ces campagnes, le Congrès américain adopte en 1937 le Marijuana Tax Act, une loi qui impose des taxes très élevées pour la possession de cannabis (1 $ pour 100 g utilisés à des fins médicinales). Tout refus de paiement est passible d'une amende de 2 000 $ et de cinq ans de prison. Cette loi pose surtout de sévères restrictions à la prescription médicale et à la vente de marijuana. Elle s'affranchit totalement des recommandations de l'Association médicale américaine, qui soutient le cannabis médical et s'oppose fermement à elle. Comme, de plus, les pharmaciens doivent demander une licence spéciale pour vendre des médicaments contenant du cannabis, peu s'y résolvent.

À la suite du Marijuana Tax Act, la majorité des entreprises pharmaceutiques américaines stoppent leur production de médicaments à base de cannabis.

Le cannabis retiré de la pharmacopée

En 1941, le cannabis est retiré de la pharmacopée nord-américaine (il y était entré en 1850 comme antalgique, sédatif, antispasmodique et antiémétique), et son utilisation médicinale n'est plus reconnue. Dès lors, les recherches menées sur la plante en tant que médicament sont arrêtées. Les médecins prescripteurs sont poursuivis et, sous la pression, l'Association médicale américaine finit par se rallier officiellement à la position d'Anslinger.

L'arrivée du nylon en 1938, concurrent du chanvre, aggrave la pression sur le cannabis, qui n'a plus les moyens de se défendre face à la puissance du jeune lobby du nylon. Pour finir, le développement de médicaments modernes, tels que l'aspirine (antalgique), les barbituriques (sédatifs, hypnotique et anticonvulsivant) et les premiers anti-infectieux, fait que le cannabis présente soudain moins d'intérêt.

Tous ces éléments vont mettre un terme définitif à l'utilisation médicale du cannabis.

L'ONU classe le cannabis dans la catégorie la plus restrictive

À la fin des années 1950, l'ONU proclame que le cannabis et ses préparations n'ont plus aucune utilité médicale.

En 1961 se tient la convention unique sur les stupéfiants convoquée par l'ONU. Sous la pression des États-Unis, elle ajoute le cannabis (et ses dérivés) dans la même catégorie que l'opium, la coca et leurs dérivés. Il se trouve donc placé dans la catégorie le plus restrictive, le tableau I, et au tableau IV, qui contient les drogues considérées comme les plus dangereuses, à fort potentiel d'abus et à valeur thérapeutique limitée ou nulle.

Les pays qui ont signé cette convention[12], soit la plupart des pays du monde, doivent mettre en place leurs propres règlements pour restreindre l'usage du cannabis. Alors que ce dernier est en voie de disparition du champ médical, le docteur Raphael Mechoulam, professeur de chimie médicale à l'université hébraïque de Jérusalem, identifie en 1964 le THC comme étant le principal composant psychoactif du cannabis. Il est également le premier à le synthétiser.

XXIe siècle, le retour en grâce du cannabis médical

Si l'on pouvait croire le cannabis à usage médical définitivement oublié, c'est sans compter avec le corps médical et scientifique. À partir des années 1990, le cannabis et ses cannabinoïdes suscitent un engouement croissant de la part des laboratoires de recherche, qui recommencent à publier des articles, et surtout des malades, qui n'ont eu de cesse d'en consommer pour soulager leurs maladies et qui ont exercé une forte pression auprès des gouvernements.

Le Canada, premier pays à autoriser le cannabis médical

En 1996, la Californie est le premier État américain à autoriser le cannabis médical, mais c'est le Canada qui est le premier pays à le faire, à la suite de l'affaire Terrance Parker.

Cette dernière, dont le jugement est rendu en 1997, conduit à l'adoption d'une loi réglementant l'usage médical du cannabis en 2001.

Terrance Parker consommait de la marijuana pour contrôler ses crises d'épilepsie. Il avait été arrêté à de multiples reprises pour possession de cannabis dans l'Ontario. Quand, de nouveau arrêté en 1997 pour le même motif, il s'était retrouvé au tribunal, le juge avait statué que toute personne devait pouvoir se soigner sans craindre d'être arrêtée. Terrance Parker est ainsi devenu le premier Canadien à être exempté de poursuites pour possession ou culture de cannabis. En 2000, le jugement a été porté en appel, mais la décision du juge a été maintenue et la cour d'appel a précisé que la loi réglementant certaines drogues et autres substances enfreignait la Charte canadienne des droits et libertés en rendant la marijuana illégale partout au Canada. Elle a alors ordonné au gouvernement fédéral de clarifier les règles relatives à l'utilisation médicale de la marijuana. Après de nombreuses discussions, le gouvernement canadien a décidé, en juillet 2001, de réglementer l'utilisation médicale de la marijuana. La nouvelle réglementation autorise l'accès au cannabis pour des symptômes liés aux maladies terminales et à certaines autres pathologies.

Une quarantaine de pays dans le monde autorisent le cannabis médical

À partir de 2001, d'autres pays autorisent à leur tour le cannabis médical. Après le Canada, ce sont les Pays-Bas et l'Israël qui ont été précurseurs. À l'heure où ce livre est écrit, l'usage médical de la plante cannabis est toléré ou légal dans une quarantaine de pays du monde, dont vingt-deux pays de l'Union européenne (Allemagne, Autriche, Chypre, Croatie, Danemark, Espagne, Estonie, Finlande, France, Grèce, Irlande, Italie, Lituanie, Luxembourg, Macédoine, Malte, Pays-Bas, Pologne, Portugal, République tchèque, Roumanie, Royaume-Uni), la Suisse, le Canada, la Norvège l'Australie, la Nouvelle-Zélande, le Chili, la Colombie, l'Argentine, le Brésil, le Mexique, le Costa Rica, l'Uruguay, le Paraguay, le Pérou, Israël, la Turquie, le Zimbabwe, le Lesotho, le Cambodge, la Thaïlande, Singapour et les Philippines. De plus, trente-trois États américains l'ont autorisé.

Certains imposent une prescription médicale, d'autres non ; chaque pays a adopté une réglementation spécifique. Si l'initiative est généralement entre les mains des professionnels de santé, une autorisation, délivrée au cas par cas par une autorité compétente, peut être exigée (voir page 189).

Les organisations internationales soutiennent cette nouvelle dynamique

Dans ce climat d'ouverture au cannabis médical, l'Organisation mondiale de la santé (OMS) a proposé, en janvier 2019, de déclassifier le cannabis du tableau IV des stupéfiants (où il avait été rangé en 1961), ce qui revient à reconnaître l'utilité de ce produit à des fins médicales. Cette recommandation devra être approuvée par les cinquante-trois pays membres de la Commission des stupéfiants

En février 2019, le Parlement européen approuve une résolution demandant que, dans tous les pays de l'Union européenne, les praticiens puissent prescrire des traitements à base de cannabis médical, qu'une formation appropriée du corps médical soit mise en place, que la recherche sur le cannabis médical soit encouragée et financée et que ces médicaments soient couverts par les régimes d'assurance maladie de la même manière que les autres types de médicaments.

Comprendre les bases du cannabis médical

- Combien existe-t-il d'espèces différentes de cannabis ?
- Quels sont les deux actifs à effet thérapeutique les plus importants dans le cannabis ?
- Quelle est la partie de la plante qui est récoltée pour être utilisée à des fins médicales ?
- Quelles sont les principales utilisations du cannabis ?

Si ce chapitre peut paraître technique, il est néanmoins essentiel pour comprendre qu'il existe de multiples variétés de cannabis et que chacune d'elles possède une teneur en actifs qui lui est propre. Cette concentration permet d'établir la carte d'identité de la variété et de préciser son effet thérapeutique.

Nous verrons également comment les actifs du cannabis, les phytocannabinoïdes, agissent sur notre organisme et quels en sont les effets.

Le regain d'intérêt sur le cannabis de ces dernières décennies a permis d'affiner les connaissances botaniques des différentes espèces et de relancer la recherche scientifique. La découverte du système endocannabinoïde dans notre organisme en a été le temps fort. Il nous permet de comprendre le mode d'action et les effets thérapeutiques du cannabis, et a ouvert de nouvelles voies de recherche pour le développement de nouveaux médicaments.

La plante cannabis

Il existe plusieurs milliers de variétés de cannabis qui peuvent être classées en quatre grandes familles : *sativa, indica, ruderalis* et les variétés hybrides. Chacune synthétise un « cocktail » de principes actifs, les phytocannabinoïdes, lesquels sont responsables des principaux effets du cannabis. Leur nature et leur teneur dépendent non seulement de l'espèce et de la variété, mais aussi de la qualité du sol, des conditions climatiques et de la technique de culture.

Parmi les trois espèces, seul *Cannabis ruderalis* ne produit pas d'actifs psychoactifs.

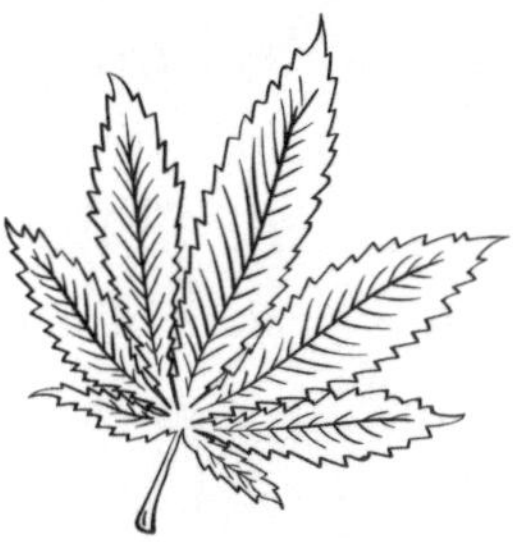

Cannabis indica

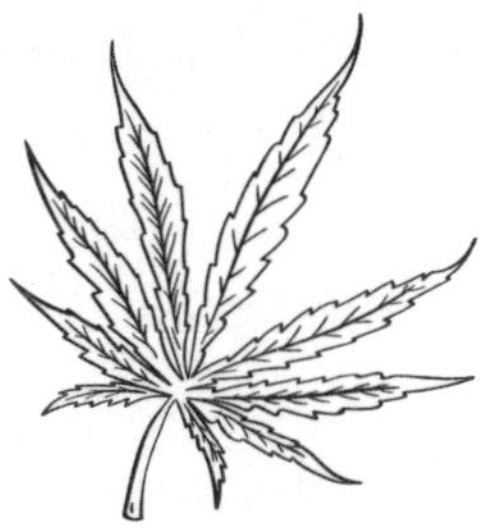

Cannabis sativa

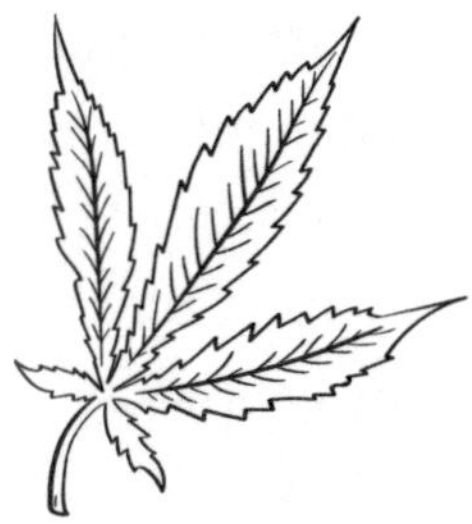

Cannabis ruderalis

Cannabis sativa, le plus répandu pour sa large utilisation

Cannabis sativa L. est l'espèce de cannabis la plus commune dans le monde. C'est également celle qui offre le plus de possibilités d'utilisation.

Ce cannabis prend ses origines dans les zones équatoriales et tropicales : Amérique du Sud, Amérique centrale, Asie du Sud-Est… Sa croissance est vigoureuse, et il atteint la taille la plus élevée, jusqu'à 4-5 mètres. Il se caractérise par un développement en hauteur pendant toutes les phases de croissance et de floraison. Ses feuilles vert clair sont minces, longues et étroites.

Les fleurs femelles utilisées lors de la récolte sont longues et duveteuses. Son feuillage est un peu plus clairsemé que celui des autres espèces. Elles poussent à l'endroit des nodosités (les points sur les tiges et les ramifications d'où poussent les paires de feuilles) et s'étendent généralement le long de la tige et des ramifications.

Le principal usage de *C. sativa* est industriel ; il est alors dénommé « chanvre textile ». Étant l'espèce la plus haute, il produit les fibres les plus longues. Les variétés de *C. sativa,* cultivées en France à des fins industrielles (vêtements, papier, cordes, textiles, bioplastiques, biocarburants, alimentation animale…), sont issues de générations sélectionnées pour une production maximale de fibres (tige) et une teneur plafonnée en THC, l'actif psychoactif du cannabis, de 0,2 %. La tige et les graines issues des variétés autorisées par la loi sont récoltées et exploitées industriellement. Par crainte de mésusage, il est interdit d'exploiter les fleurs et les feuilles, qui sont les endroits où se concentrent les cannabinoïdes.

L'utilisation à des fins récréatives ou médicales se fait à partir de variétés sélectionnées pour leur richesse en cannabinoïdes (principalement THC et CBD). *C. sativa* provoque chez ceux qui le consomment un effet stimulant, il augmente les capacités cérébrales et créatives. Son effet est souvent suivi d'une fringale (désignée par le terme anglais *munchies*). Cet effet sur l'appétit est recherché en particulier chez les malades qui reçoivent une chimiothérapie, un traitement contre le VIH ou toute autre médication pouvant provoquer des nausées ou une perte d'appétit.

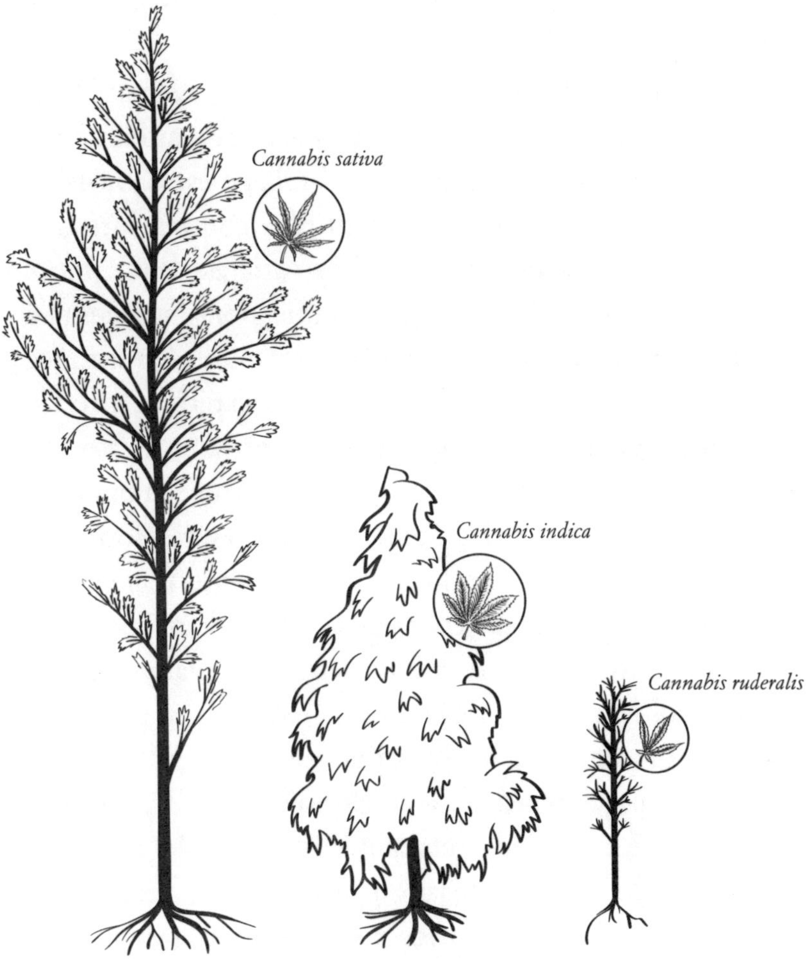

Cannabis indica, l'espèce dédiée aux utilisations médicales et récréatives

Cannabis indica L. est la deuxième espèce de cannabis la plus commune dans le monde. Elle est considérée comme étant originaire du Moyen-Orient et du sous-continent asiatique, Afghanistan, Inde et Pakistan. Des échantillons provenant d'Inde sont envoyés au botaniste français

Jean-Baptiste Lamarck, qui est le premier à classifier cette espèce en 1785 ; il la baptise *Cannabis indica.*

C'est une plante buissonnante, compacte, avec des tiges plus épaisses que celles de ses cousines. Elle atteint rarement les 2 mètres de hauteur. Le feuillage est habituellement vert foncé, et les feuilles sont plus courtes, larges et rondes que celles de *C. sativa*. Les variétés de *C. indica* ont tendance à produire plus de ramifications latérales et à pousser de façon plus dense que *C. sativa*. Leur croissance est plus lente, mais leur floraison, plus rapide (entre six et neuf semaines). *C. indica* consacre presque toute son énergie à produire des fleurs, qui concentrent la majorité des cannabinoïdes. Elles forment des grappes fournies, disposées autour des nodosités de la plante femelle, en général plus lourdes que celles de *C. sativa* de même taille, dans la mesure où elles sont plus denses. La plante est plus facile à cultiver en intérieur que *C. sativa*.

Les fleurs de *C. indica* sont une source importante des trois principaux types de cannabinoïdes (THC, CBD et CBN). L'effet est plus relaxant et favorise le sommeil. Dans le cadre d'une utilisation médicale, les variétés de *C. indica* seront plus adaptées pour soulager la douleur et les migraines, pour aider à se relaxer ou pour lutter contre l'anxiété ou l'insomnie.

Cannabis ruderalis, la variété rustique

Cannabis ruderalis est une variété non cultivée, originaire de Russie, d'Europe centrale et d'Asie centrale, adaptée aux milieux plus rudes. Il pousse naturellement au bord des autoroutes ou dans les jardins.

Il est de petite taille, sa hauteur maximale étant comprise entre 30 et 80 cm, et chaque plant produit seulement quelques ramifications. Ses feuilles sont larges à lame épaisse, similaires à celles de *C. indica*. Il possède un cycle de croissance court (de dix à quatorze semaines), et sa principale particularité est de fleurir automatiquement après une courte période de croissance, et ce quelle que soit l'exposition lumineuse.

Les variétés sauvages de *C. ruderalis* ont une faible teneur en THC, actif psychoactif, et une teneur relativement élevée en CBD. Alors que les variétés pures de *C. ruderalis* présentent peu d'intérêt en termes de production de fibres (compte tenu de la petite taille des plants) ou d'usage récréatif (en raison de leur faible taux de THC), leur rusticité, leur capacité d'autofloraison (une graine à autofloraison permet l'obtention d'une récolte de cannabis de haute qualité sans avoir à contrôler les cycles de lumière ou à retirer les plants mâles), leur maturation extrêmement rapide et leur taux élevé en CBD les rendent particulièrement intéressantes pour les productions de variétés hybrides à visée thérapeutique.

Les variétés hybrides

La production de cannabis à usage médical fait aujourd'hui appel à des variétés hybrides. Il s'agit de croisements entre différentes espèces, voire entre différentes variétés d'une même espèce. L'objectif principal de ces croisements est d'obtenir de multiples variétés avec des concentrations d'actifs différentes, pour des effets thérapeutiques spécifiques. Ainsi, certaines variétés offriront un ratio THC:CBD élevé, et d'autres un ratio faible ou équilibré.

En fonction de la nature de la variété hybride, on parlera de variété à caractère *sativa* dominant ou à caractère *indica* dominant.

- Un caractère *sativa* dominant conviendra bien à une utilisation diurne compte tenu de son effet énergisant, stimulant sur la concentration, la créativité et l'amélioration de l'humeur.
- Un caractère *indica* dominant conviendra mieux pour une utilisation nocturne en raison de son effet apaisant, de son action facilitante sur le sommeil et de la diminution des tensions musculaires.

Caractère *sativa* dominant : stimulant	**Caractère *indica* dominant : apaisant**
Stimule l'appétit	Réduit l'anxiété
Stimule la créativité	Favorise l'endormissement
Réduit la dépression	Réduit la douleur
Recommandé pour un usage la journée	Recommandé pour un usage le soir

Le croisement des espèces *sativa* et *indica* avec *C. ruderalis* permet de produire avec succès des hybrides autoflorissants forts, fiables et faciles à cultiver.

Principes de culture du cannabis à usage médical

La culture de cannabis à visée médicale s'effectue en serre. Seules les têtes — ou sommités florales — résineuses de la plante femelle non fécondées (appelées « sinsemillas ») sont récoltées, car les taux de phytocannabinoïdes les plus élevés se concentrent au niveau des trichomes.

Morphologie d'une plante de cannabis

Différences entre les fleurs femelles
et les fleurs mâles au cours de la floraison

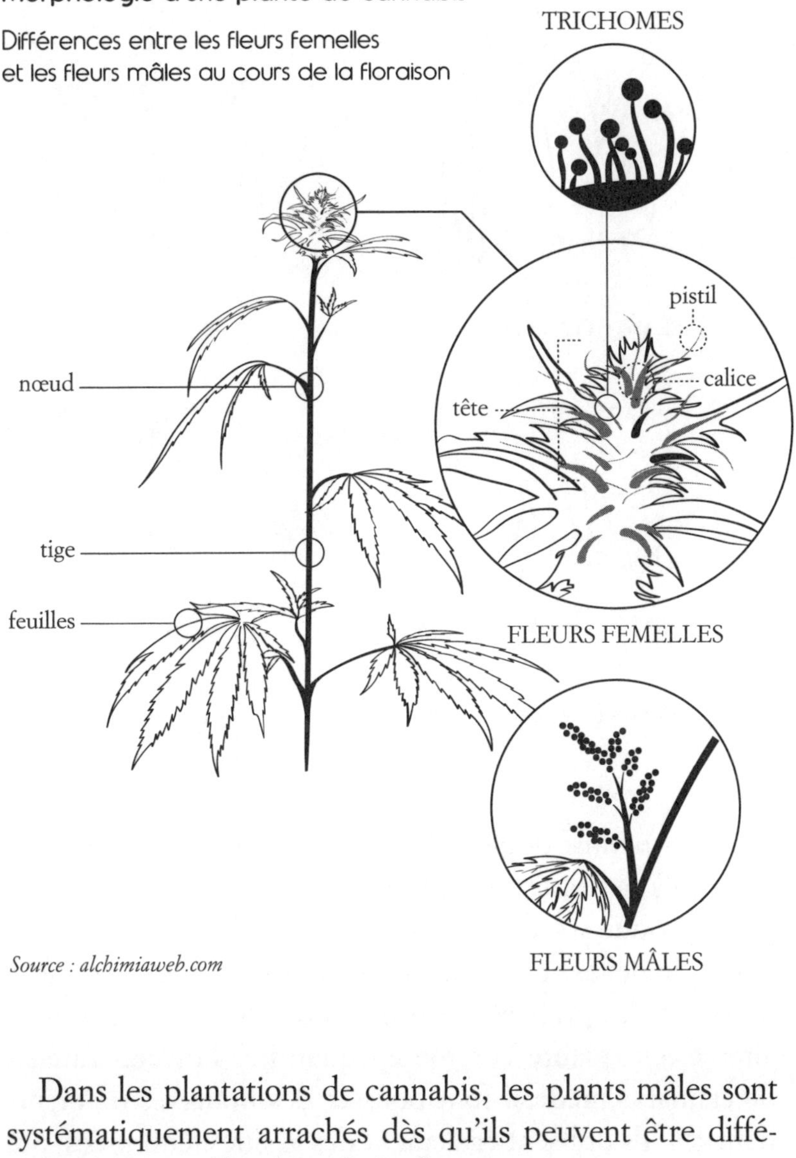

Source : alchimiaweb.com

Dans les plantations de cannabis, les plants mâles sont systématiquement arrachés dès qu'ils peuvent être différenciés, c'est-à-dire lors de la floraison.

- Si des pistils (sortes de petits cheveux) se forment entre les branches et le tronc, on a affaire à un plant femelle. Ces pistils annoncent la formation des futures têtes.

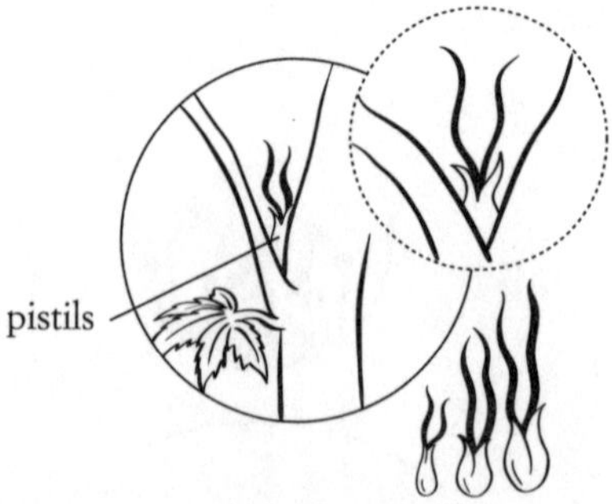

PLANTE FEMELLE

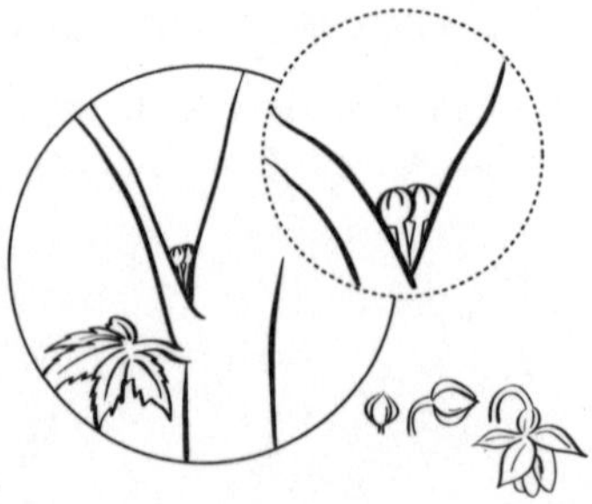

PLANTE MÂLE

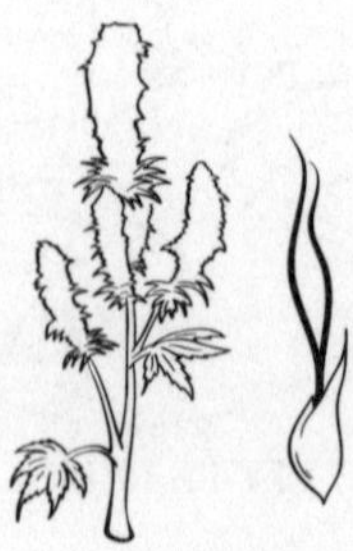

FLEUR FEMELLE

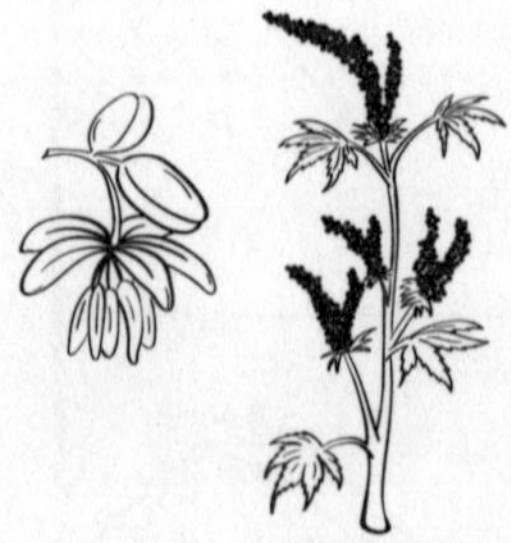

FLEUR MÂLE

- Si des petites boules blanches en clochettes perdurent jusqu'à la floraison complète, il s'agit d'un plant mâle.

En produisant du pollen, le plant mâle va féconder les plants femelles, qui vont alors consacrer leur énergie à produire des graines. La production de fleurs sera alors altérée, en qualité comme en quantité. Les cultivateurs de cannabis médical font pousser des boutures de plants femelles. Ils utilisent également des graines féminisées, qui donnent naissance à des plants femelles.

Parmi les autres parties de la plante, seules les feuilles contiennent des cannabinoïdes, mais en petite quantité. Les tiges, les racines et les graines en sont presque dépourvues, raison pour laquelle elles ne sont jamais exploitées.

Le système endocannabinoïde

Le premier actif du cannabis, le THC, a été découvert en 1964 par l'équipe israélienne de Raphael Mechoulam[1]. Trente ans plus tard est découvert le premier récepteur, situé à la surface de nos cellules, sur lequel se fixe le THC. Un récepteur peut être comparé à une serrure. Lorsqu'une clé (ici le THC) se fixe sur ce récepteur, elle déclenche un effet biologique. Ce récepteur au THC est nommé récepteur CB1 (*cannabinoïd receptor* 1). Un deuxième récepteur est ensuite identifié[2], le récepteur CB2.

Une fois ces deux récepteurs découverts, cinq molécules synthétisées par notre organisme ont été isolées. Elles ont été appelées « endocannabinoïdes » (*endo* pour « prend naissance à l'intérieur »). Parmi celles-ci, l'anandamide (AEA) et le 2-arachidonylglycérol (2-AG), toutes deux synthétisées par nos neurones[3-4]. Le 2-AG, au même titre que les cannabinoïdes du cannabis, nous protégerait contre le stress et l'anxiété[5].

L'anandamide, découverte également par l'équipe de Raphael Mechoulam, tient son nom de la fusion des mots *ananda,* qui signifie « bonheur suprême » en sanskrit, et « amide », du fait de sa structure chimique. Ces molécules, synthétisées par notre organisme, se lient aux récepteurs cannabinoïdes (CB1 et CB2) et miment les effets pharmacologiques et comportementaux des cannabinoïdes, comme le THC et le CBD. Elles sont produites à la suite d'un stimulus, un stress par exemple, pour réguler l'équilibre de notre organisme lors des variations de notre environnement.

Une découverte scientifique majeure

Le couple composé du réseau de récepteurs aux cannabinoïdes et des molécules endocannabinoïdes est appelé « système endocannabinoïde ». C'est une découverte majeure pour les scientifiques, car ce système, réparti dans tout notre organisme, se révèle essentiel pour l'équilibre de nombreuses fonctions, telles que la douleur, l'anxiété, le bien-être, etc.

Au même titre que les opiacés avec leur système opioïde endogène (les récepteurs aux opiacés et les endorphines ont été découverts dans les années 1970), la découverte du système endocannabinoïde, ses récepteurs et ses endocannabinoïdes, montre que le cannabis possède son propre système au sein de notre organisme, et que celui-ci régule de nombreuses fonctions, comme la douleur, l'appétit, la motricité, etc. Grâce au système endocannabinoïde, nous savons que les phytocannabinoïdes naturels de la plante cannabis possèdent un accès privilégié à nos neurones.

Outre une meilleure compréhension du mode d'action du cannabis et une meilleure connaissance du fonctionnement de notre organisme, le système endocannabinoïde, au travers de ses récepteurs, peut également être la cible du développement de nouveaux médicaments destinés à soulager certains états pathologiques, notamment la douleur chronique. C'est la raison pour laquelle il fait l'objet de nombreux travaux de recherche. Cibler préférentiellement les récepteurs cannabinoïdes périphériques pourrait permettre d'éviter les effets secondaires centraux du cannabis.

On sait aujourd'hui que le système endocannabinoïde régule de nombreux processus biologiques, tels que notre métabolisme, la sensation de douleur, la sensation d'appétit, la sensation de bien-être, la digestion, l'activité neuronale, la motricité, la fonction immunitaire, la reproduction et la fertilité, la sédation, l'humeur et la mémoire, le plaisir et la récompense. Il a aussi un effet neuroprotecteur et antiprofilérateur au niveau de cellules cancéreuses.

Des dérèglements du système endocannabinoïde ont été mis en évidence dans certains troubles psychiatriques, comme la dépression, l'autisme, la schizophrénie, l'addiction, le stress et l'anxiété.

Action sur la douleur

Le système endocannabinoïde est impliqué dans la régulation de la douleur, probablement en modulant les effets d'autres neurotransmetteurs impliqués dans la douleur. Son action sur la douleur perçue par le malade sera la résultante de la combinaison de différents effets :

- réduction du stress et de l'anxiété ;
- sensation de mieux-être ;
- amélioration de l'appétit (diminution des nausées) ;
- rééquilibrage du sommeil ;
- modulation de l'inflammation ;
- diminution de la spasticité.

Action sur le sommeil

L'activation du système endocannabinoïde induit l'endormissement et améliore le sommeil, mais il peut également provoquer une somnolence diurne.

Action sur l'appétit

Le système endocannabinoïde est impliqué dans la stimulation de l'appétit. La stimulation des récepteurs cannabinoïdes active l'olfaction. Notre odorat, alors accru, rend la nourriture plus attrayante, ce qui stimule notre envie de manger. Chez la souris, la désactivation du récepteur CB1 provoque une baisse d'appétit et un amaigrissement.

Des récepteurs répartis dans tout notre organisme

Les deux récepteurs CB1 et CB2 sont situés dans le système nerveux central (cerveau et moelle épinière), le système nerveux périphérique (les nerfs) et le reste du corps, notamment dans le système immunitaire. La large répartition de ces récepteurs explique les nombreux effets observés avec l'usage du cannabis thérapeutique.

Le récepteur CB1 est en majorité exprimé dans le système nerveux central et dans le système nerveux périphérique[6-7]. On le trouve également dans les tissus périphériques, tels que les testicules, l'utérus, le système immunitaire, l'intestin, la vessie, les cellules de la rétine et les cellules endothéliales, mais le niveau d'expression y est beaucoup plus faible que dans le cerveau[8].

Le récepteur CB2, en revanche, est exprimé principalement dans les cellules du système immunitaire, bien que le messager CB2 soit détectable dans d'autres tissus, comme le foie, la moelle osseuse et la peau[9] (voir illustration page suivante).

Compte tenu de cette répartition, le récepteur CB1 est plutôt impliqué dans les effets psychotropes des cannabinoïdes, et le récepteur CB2 dans les effets immunomodulateurs.

Répartition des récepteurs CB1 et CB2 dans l'organisme

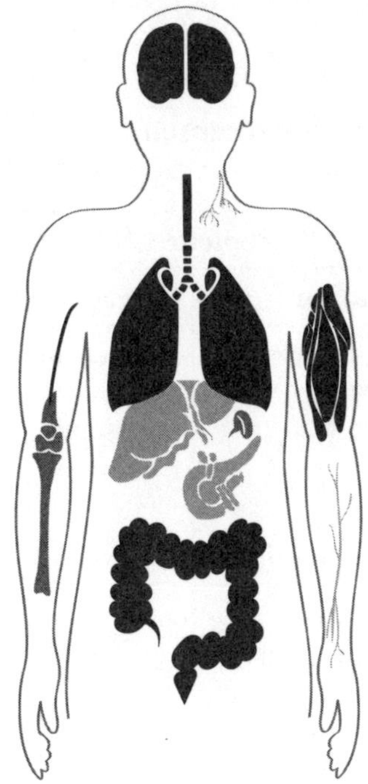

Les récepteurs CB1 sont présents au niveau :
- du système nerveux central
- des poumons
- du système vasculaire
- des muscles
- du tractus gastro-intestinal
- des organes reproductifs

Les récepteurs CB2 sont présents au niveau :
- de la rate
- des os
- de la peau

Les récepteurs CB1 + CB2 sont présents au niveau :
- du système immunitaire
- du foie
- de la moelle osseuse
- du pancréas

Source : lanutrition.fr

Le système endocannabinoïde, et plus particulièrement les récepteurs aux cannabinoïdes, peut être activé ou désactivé. L'activation s'effectue par la fixation de cannabinoïdes aux récepteurs cannabinoïdes. La désactivation d'un récepteur s'effectue par la fixation d'agents antagonistes, c'est-à-dire qui bloquent le récepteur, développés par la recherche pharmacologique. À titre d'exemple, un antagoniste des récepteurs cannabinoïdes CB1, le rimonabant, avait été mis sur le marché dans le traitement de l'obésité avant d'être retiré pour effets secondaires. De nombreux travaux sont en cours pour identifier des agents pharmacologiques capables d'interagir avec le système endocannabinoïde et déclencher un effet thérapeutique.

Effets obtenus après interaction avec les récepteurs cannabinoïdes[10]

Récepteur CB1		Récepteur CB2	
Activation	**Blocage**	**Activation**	**Blocage**
Effet psychoactif	Réduction de l'obésité	Action immuno-régulatrice	Réduction de la croissance tumorale
Réduction de la douleur	Réduction de l'addiction	Réduction de la douleur	
Baisse de la pression artérielle	Réduction de la fibrose hépatique	Réduction de la douleur inflammatoire et neuropathique	
Réduction de l'anxiété		Réduction de la neuro-dégénérescence	
Augmentation de l'appétit			
Effet antiépileptique			
Réduction des désordres neurovégétatifs.			

Les cannabinoïdes

Nous venons de voir que le système endocannabinoïde est impliqué dans de nombreuses fonctions de notre organisme. Les composés qui interagissent avec le système endocannabinoïde et qui l'activent sont appelés cannabinoïdes. L'utilisation des cannabinoïdes, sous différentes formes, va déclencher une série d'effets positifs ou négatifs sur certaines maladies, certains symptômes et certains comportements. C'est tout l'enjeu du cannabis médical.

La catégorie des cannabinoïdes regroupe les phytocannabinoïdes, issus directement de la plante cannabis, les endocannabinoïdes, produits naturellement par le corps humain, et les cannabinoïdes de synthèse, développés comme médicaments.

Le cannabis contient plus de 500 molécules naturelles actives. Parmi celles-ci, les phytocannabinoïdes, qui activent les récepteurs aux cannabinoïdes de notre organisme, les terpénoïdes et les flavonoïdes, qui participent à l'effet global du cannabis.

Les deux phytocannabinoïdes les plus connus et les plus étudiés, considérés comme les composés majeurs, sont le delta-9-tétrahydrocannabinol (THC), associé à l'effet psychotrope, et le cannabidiol (CBD), non psychotrope, associé à l'effet bien-être. C'est la fixation du THC ou du CBD sur les récepteurs CB1 et CB2 qui entraîne les principaux effets du cannabis sur notre organisme.

Le THC, l'actif psychoactif

Le THC, le composé le plus connu, interagit avec les récepteurs cannabinoïdes, mais également avec d'autres récepteurs, comme les récepteurs opioïdes et 5HT1A, ce qui explique qu'il ait de multiples propriétés médicales : antalgiques, anti-inflammatoires, myorelaxantes (relaxation musculaire), antiémétiques (contre les nausées et les vomissements). Il est également antioxydant.

THC	**CBD**
Effet psychoactif	Pas d'effet psychoactif
Réduction de la douleur	Réduction de la douleur
Réduction de l'inflammation	Réduction de l'inflammation
Relaxation musculaire	Réduction des tremblements
Réduction des tremblements	Réduction de l'anxiété
Augmentation de l'appétit	Action sur la dépression
Réduction des nausées et des vomissements	Anticonvulsivant
	Favorise le sommeil
	Action neuroprotectrice

Le cannabidiol, l'actif bien-être

Le deuxième phytocannabinoïde majeur du cannabis et le plus répandu est le cannabidiol (CBD). Il est non psychoactif et se lie également au système endocannabinoïde, où il active d'autres systèmes de neurotransmetteurs.

Il possède des propriétés médicinales propres, anxiolytiques (réduction de l'anxiété), anticonvulsivantes (réduction des crises convulsives de l'épilepsie), antalgiques, anti-inflammatoires, antiémétiques (contre les nausées et les vomissements) et neuroprotectrices (protection des cellules nerveuses), avec peu ou pas d'effets secondaires[11]. Il agit sur la douleur en réduisant l'inflammation et en ralentissant le signal de neurotransmission de la douleur, ainsi que sur la dépression et l'anxiété en augmentant la production de sérotonine, neurotransmetteur impliqué dans la dépression.

Il a démontré, dans des études précliniques, des propriétés antiprolifératrices sur les cellules cancéreuses (réduction de la multiplication des cellules cancéreuses, à confirmer chez l'homme). Il pourrait apporter une efficacité complémentaire aux chimiothérapies anticancéreuses, tout en neutralisant certains de leurs effets secondaires graves.

Le ratio THC:CBD, un indicateur thérapeutique essentiel

Le rapport entre la concentration de THC et celle de CBD d'une variété de cannabis est essentiel à connaître pour pouvoir préciser l'effet thérapeutique attendu.

- Une variété avec un ratio THC:CBD élevé (forte teneur en THC, faible en CBD) aura un effet antalgique et antiémétique (contre les nausées et les vomissements).
- Une variété avec un ratio THC:CBD faible (forte teneur en CBD, faible en THC) aura un effet anticonvulsivant (réduction des crises convulsives de l'épilepsie) et un effet apaisant pour les soins palliatifs.
- Une variété avec un ratio THC:CBD équilibré proche de 1 aura un effet sur les spasticités douloureuses.

Le ratio est donc l'indicateur qui permet de choisir la variété de cannabis idéale pour entamer le traitement le mieux adapté à la situation du malade, à sa maladie et à ses symptômes. En cas de réponse incomplète ou d'effets secondaires gênants, le ratio pourra être augmenté ou diminué.

Une caractéristique particulièrement intéressante du ratio THC:CDB est la propriété du CBD à réguler les effets psychoactifs du THC. Cet effet peut être neutralisé, voire réduit en présence de CBD. En clair, les effets psychoactifs d'une variété de cannabis contenant une quantité relativement faible de THC seront contrebalancés par une quantité relativement importante de CBD. En fonction de la tolérance au cannabis, une variété plus riche en CBD pourra être administrée pour réduire les effets secondaires du THC.

Au-delà des phytocannabinoïdes

D'autres molécules recèlent un potentiel encore peu exploré. Si le THC et le CBD sont considérés comme les composés majeurs, les autres composés, dits mineurs, regroupent plus de 100 phytocannabinoïdes et près de 500 composés non cannabinoïdes, comme les terpènes, ou terpénoïdes (constituants principaux des arômes et des odeurs), et les flavonoïdes (des métabolites qui donnent à une plante sa couleur).

Certains de ces phytocannabinoïdes mineurs, comme le CBG (cannabigérol, non psychotrope), le CBC (cannabichromène, non psychotrope) et le CBN (cannabinol, peu psychotrope) ont des propriétés médicinales qui ont été mises en évidence dans de rares études. Nous en savons encore peu sur ces composés, qui laissent présager des propriétés thérapeutiques intéressantes. Le cannabis recèle donc un formidable potentiel dans le cadre de futurs travaux de recherche.

Les terpènes et les flavonoïdes, bien connus des phytothérapeutes, ne sont pas spécifiques du cannabis. On en retrouve dans de nombreuses plantes, et tous possèdent des bénéfices sur la santé qui viennent s'ajouter à ceux des phytocannabinoïdes. Par exemple, parmi les terpènes identifiés, on retrouve le myrcène, aux propriétés sédatives et anti-inflammatoires (également dans le pin, le genévrier, la menthe...) et le bêta-caryophyllène (également dans le girofle et le romarin), aux propriétés antispasmodiques (qui réduit les spasmes musculaires) et antalgiques.

Les flavonoïdes sont connus pour leurs propriétés antioxydantes et anti-inflammatoires. Une vingtaine d'entre eux ont été identifiés, comme l'apigénine (persil, plantain, romarin...), la quercétine (sureau, myrtille, cassis...), la cannflavine A et la cannflavine B (cannabis uniquement). Des chercheurs canadiens ont découvert tout récemment que ces dernières seraient trente fois plus efficaces pour combattre l'inflammation que l'aspirine. Ces deux molécules, qui ne présentent pas d'effet psychoactif, pourraient être synthétisées pour produire une nouvelle classe d'anti-douleurs[12].

C'est donc l'ensemble de la plante cannabis qui doit être pris en considération, et non un simple actif. Le cannabis est une plante complexe : elle contient de nombreux actifs, et c'est cette richesse en composés qui explique certainement ses multiples vertus[13].

L'effet d'entourage, une synergie d'efficacité

Les composés mineurs du cannabis agissent en synergie avec les composés majeurs, le THC et/ou le CBD, et potentialisent leurs effets. C'est ce qu'on appelle l'effet d'entourage. Il expliquerait pourquoi l'utilisation d'un extrait complet de la plante, avec tous ses composés, aurait des effets plus importants que la somme de ses parties.

Dans certains pays, les chercheurs n'ont pas encore accès à des extraits complets de cannabis, ils ne peuvent travailler qu'avec du THC, du CBD ou des analogues de ces molécules. Il leur est donc impossible de vérifier l'hypothèse de l'effet d'entourage dans leurs études[14].

Les différentes utilisations du cannabis

On distingue quatre utilisations différentes du cannabis : récréative, bien-être, pharmaceutique et médicale. À chaque cannabis correspond une finalité particulière, un mode d'accès ou de distribution, et des variétés de plantes ou d'actifs spécifiques.

Le cannabis à visée récréative

Le cannabis à visée récréative est considéré comme un stupéfiant. Sa vente et son achat en France sont illégaux, et sa possession est répréhensible par la loi.

Les variétés de cannabis récréatif qui sont vendues au marché noir sont principalement de la résine de cannabis (haschisch) et de l'herbe de cannabis (fleurs séchées brutes). Elles ont fait l'objet, ces dernières années, de multiples sélections dans le but d'obtenir des concentrations élevées, voire très élevées, en THC : le taux moyen de ce dernier est passé de 5 % en 2006 à plus de 10 % en 2016 et à 11 % en 2018 pour l'herbe, et de 8 % à 17 % et 26,5 % pour la résine[15]. Le taux maximal de THC relevé dans un échantillon de résine[16] a été de 58 % en 2016.

Le cannabis récréatif est très riche en THC, son action psychoactive est très forte. Sa composition en cannabinoïdes n'est pas connue, pas plus que son origine, et il peut avoir été mélangé et contaminé avec des produits toxiques. Il ne peut donc pas être utilisé à des fins médicales.

Le cannabis bien-être

Le cannabis bien-être correspond à des produits riches en CBD (cannabidiol), généralement dépourvus de toute trace de THC. Ces produits, qui sont en vente libre en France dans des boutiques spécialisées, sont consommés pour un bénéfice principalement bien-être (sommeil et anxiété). S'ils respectent une absence totale de THC, au pire un taux inférieur à 0,2 %, ils ne sont pas classés comme stupéfiants (absence d'effet psychoactif et addictif)[17]. Toutefois, ils ne peuvent revendiquer des bienfaits thérapeutiques.

Les allégations de bien-être du CBD reposent sur ses propriétés myorelaxantes (relaxation musculaire). Il réduit le stress et l'anxiété, et peut favoriser l'endormissement. Il faut noter que l'utilisation de CBD à dose élevée relève de l'usage médical. Il est alors indiqué dans le traitement de certaines formes d'épilepsie infantiles sévères (voir ci-après).

Le cannabis médicament, ou cannabis pharmaceutique

Le cannabis médicament est produit soit à partir d'extraits naturels de la plante, soit de cannabinoïdes de synthèse. Au même titre que tout médicament, ces produits ont fait l'objet d'un développement clinique et d'une autorisation de mise sur le marché (AMM) par les autorités de santé.

Trois médicaments à base de cannabis ont obtenu une AMM en France ou hors de France de la part des autorités de régulation : le Sativex® et l'Epidyolex®, développés tous deux à partir d'actifs extraits de la plante cannabis, et le Marinol®, une molécule de synthèse du THC, actif le plus connu du cannabis. Ces médicaments ne sont accessibles que pour des indications très restreintes.

- Le Sativex® est une solution faite d'un mélange de deux extraits de *Cannabis sativa* L., dosée à 2,7 mg de delta-9-tétrahydrocannabinol (THC) et à 2,5 mg de cannabidiol (CBD). Le ratio THC:CBD est proche de 1. Le médicament a obtenu son AMM en France en 2014, avec comme indication « le traitement des symptômes liés à une spasticité modérée à sévère due à une sclérose en plaques (SEP) chez des patients adultes ». Il n'est toujours pas commercialisé en France, car il n'a toujours pas obtenu son remboursement.
- L'Epidyolex® est un médicament à base de cannabidiol (CBD), extrait du cannabis. Il a obtenu en septembre 2019 une autorisation de mise sur le marché (AMM) dans les vingt-huit pays de l'Union européenne, dont la France. Jusqu'à cette date, il était disponible sous forme d'une autorisation temporaire d'utilisation nominative (ATU). Il est indiqué dans « le traitement de seconde intention de deux épilepsies infantiles sévères et résistantes aux médicaments antiépileptiques, les syndromes de Lennox-Gastaut et de Dravet (voir page 140), chez les enfants de 2 ans et plus, en association avec le clobazam (une molécule benzodiazépine qui possède des effets anticonvulsivants) ». L'Epidyolex® contient du cannabidiol à haute dose. L'efficacité antiépileptique du cannabidiol avait été popularisée en 2013

lors d'un reportage de CNN. Il racontait l'histoire de Charlotte Figi, une petite fille du Colorado traitée avec une variété particulière de cannabis, faible en THC et forte en CBD. L'enfant était passée de trois cents crises par jour à une seule…

- Le Marinol® (dronabinol) est une molécule de synthèse du THC. Il possède une AMM hors Europe, aux USA, au Canada, en Afrique du Sud et en Australie. Il est disponible en France dans le cadre d'une autorisation temporaire d'utilisation (ATU) nominative, accordée en 2003. Il est indiqué dans les douleurs neuropathiques sévères d'origine centrale.

Enfin, le Canemes® (analogue du dronabinol), molécule de synthèse du THC, est en cours d'examen pour l'obtention d'une AMM. Il sera indiqué dans les nausées et les vomissements induits par la chimiothérapie chez les patients cancéreux adultes.

Le cannabis médical

Si le cannabis médicament renferme un ou deux actifs issus de la plante ou synthétisés, le cannabis médical se caractérise par l'utilisation de différentes variétés de la plante cannabis, sélectionnées pour leur composition et leur teneur en actifs. L'utilisation de la plante présente l'avantage d'offrir le spectre complet des actifs du cannabis, ce qui laisse espérer une plus grande efficacité.

Les variétés ont été cultivées selon les principes GMP (Good Manufacturing Practice), établis initialement pour l'industrie pharmaceutique. Ces pratiques visent à obtenir un haut niveau d'assurance qualité (efficacité et sécurité) dans le développement, la fabrication et le contrôle des produits issus de la récolte du cannabis. En effet, la culture du cannabis à usage médical nécessite un soin particulier et des conditions (température, hygrométrie, ensoleillement, etc.) stables et contrôlables, de façon que les taux de cannabinoïdes de chaque variété de plantes soient homogènes et reproductibles d'une récolte à l'autre. La culture se fait en serre pour réduire les variations climatiques et éviter l'utilisation de pesticides (voir page 222).

Contrairement au cannabis pharmaceutique, qui comme tout médicament a fait l'objet d'un lourd processus de développement, le cannabis médical souffre d'un manque d'études scientifiques rigoureuses, études avec démonstration contre un groupe placebo et essai randomisé (les participants sont aléatoirement répartis en deux groupes, dont un groupe placebo).

Les différentes voies d'administration du cannabis

Les voies non recommandées pour le cannabis médical

La voie fumée, mélangée avec du tabac — soit sous forme de résine (haschisch), présente sur les fleurs de la plante à l'état naturel et qui est plus concentrée en cannabinoïdes que le reste de la plante, soit sous forme de sommités florales (herbe) —, est la plus connue, mais elle présente des risques importants liés aux effets du tabac et aux produits issus de la combustion.

Les modes d'administration compatibles avec l'usage du cannabis médical excluent donc les formes fumées (cigarette ou joint), qu'elles contiennent ou non du tabac. En effet, les formes fumées créent une combustion à température élevée (900 °C), qui produit des composés toxiques et expose au cancer du poumon. La fumée inhalée contient une majorité d'actifs non cannabinoïdes qui ont des effets délétères sur la santé (monoxyde de carbone, carcinogènes, goudron).

Les modes d'administration du cannabis médical

Parmi les formes reconnues intéressantes pour le cannabis médical, on peut citer la vaporisation, les huiles et les gélules, les formes topiques et les suppositoires. De nombreuses autres formes existent, et il est intéressant d'en connaître les avantages et les inconvénients.

Vaporisation

La vaporisation s'effectue à l'aide d'un vaporisateur, ou *vaporizer,* que l'on trouve dans le commerce. Ce sont des appareils conçus pour chauffer herbes ou plantes aromatiques séchées à une température inférieure à celle de la combustion. Les fleurs séchées sont introduites dans la chambre du vaporisateur, puis chauffées à une température prédéfinie, généralement entre 160 et 220 °C. Cette technique permet d'extraire les huiles essentielles et les principes actifs (cannabinoïdes et terpènes de la plante) sous forme de vapeur sans passer par la combustion, mauvaise pour la santé (goudron, dioxyde de carbone et autres toxiques), et sans ajout d'additifs. Les nuages de vapeur contiennent jusqu'à 95 % des composés cannabinoïdes.

La vaporisation est le mode d'administration qui produit l'effet le plus rapide, mais la durée d'action la moins longue. Elle est donc intéressante pour la gestion des douleurs aiguës intenses ou paroxystiques, la survenue des spasmes musculaires ou les nausées.

Voie orale : gélules et huile

Les huiles se prennent habituellement par gouttes que l'on place sous la langue. Le principal avantage de ce mode d'administration est qu'il permet une prescription précise : concentration de l'huile en cannabinoïdes (THC et CBD), nombre de gouttes à administrer. Les effets surviennent entre 20 minutes et 1 h 30 plus tard, selon que l'huile a été prise en sublingual (sous la langue) ou avalée.

Les gélules permettent également un dosage et une concentration précis.

Suppositoires

Ils peuvent être intéressants dans le cas de nausées, de vomissements ou de lésions de la bouche qui empêchent une prise orale. En termes d'indications spécifiques, ils peuvent être intéressants dans les pathologies digestives ou pour les troubles pelviens ou prostatiques.

Produits topiques (crèmes ou pommades) ou patchs

Crèmes et pommades peuvent être intéressantes dans le cas de douleurs ou d'inflammations localisées. Les patchs, eux, permettent une diffusion prolongée, pour une action durable.

Un des avantages des formes topiques est qu'elles ne produisent pas l'effet récréatif, car peu de cannabinoïdes sont absorbés dans la circulation sanguine.

Formes comestibles (formes alimentaires ou infusées)

Les aliments (gâteaux, beurre...) enrichis en cannabinoïdes sont plus rarement utilisés à titre thérapeutique compte tenu de la variabilité de l'absorption, du délai et de la durée d'action. Le principal inconvénient de la consommation de cannabis dans des aliments est que l'effet bénéfique est retardé de 30 minutes à 2 heures, ce qui rend le dosage plus difficile à contrôler. Ne ressentant pas d'effet, le malade peut être tenté de reprendre une dose, et risquer alors des effets secondaires liés à une dose trop élevée.

La médication dans les formes comestibles est toutefois intéressante dans le cadre des douleurs chroniques compte tenu de son effet prolongé.

La vitesse d'absorption du cannabis

Selon le mode de consommation, la vitesse d'absorption et de diffusion des cannabinoïdes dans le sang (principalement le THC et le CBD) n'est pas la même.

- La voie vaporisée est celle qui permet l'absorption la plus rapide (apparition des premiers effets entre 3 et 10 minutes) via l'interface air-sang que constituent les alvéoles pulmonaires, mais son effet est de courte durée (de 2 à 4 heures).
- La voie orale est la plus lente (apparition des premiers effets entre 1 heure et 1 h 30), d'autant plus si d'autres aliments sont consommés simultanément. La durée de son effet est plus longue (de 8 à 12 heures, voire plus)[18]. Cette voie présente un risque de surdosage car, les effets survenant tardivement, les utilisateurs peuvent être tentés de renouveler la prise devant l'absence de résultat.
- La prise sublinguale (sous la langue) est plutôt rapide, car elle bénéficie de la richesse en vaisseaux sanguins de la muqueuse.

L'expérimentation française (2020-2021)

- Pourquoi la France est-elle l'un des derniers pays d'Europe à autoriser le cannabis médical ?
- Qui sont les patients concernés par l'expérimentation ? Puis-je en faire partie ?
- Où se déroulera l'expérimentation ?

La France est l'un des derniers pays d'Europe à avoir autorisé le cannabis à usage médical. On peut s'étonner et s'interroger sur les raisons de ce retard. La principale explication réside dans le fait que toute ouverture, toute concession sur le cannabis laisse craindre qu'un pas soit franchi vers la légalisation ou la dépénalisation. En effet, la France est le plus grand pays consommateur de cannabis en Europe, et sa politique répressive est parmi les plus fortes. De fait, cette situation a créé un amalgame, une confusion entre le thérapeutique et le récréatif, ce qui a longtemps fermé la porte à l'usage médical du cannabis. Il s'agit pourtant de deux sujets complètement distincts et totalement indépendants.

Avant de détailler les différentes étapes qui ont amené les politiques français à voter pour le cannabis médical dans le cadre d'une expérimentation, il m'a semblé important de faire le point sur le cadre législatif actuellement en vigueur en France.

Le point sur la législation du cannabis en France

La législation actuelle autour du cannabis concerne la production, la détention et la commercialisation. Le cannabis est classé comme stupéfiant[1]. Le Code de la santé publique prévoit que « sont interdits la production, la fabrication, le transport, l'importation, l'exportation, la détention, l'offre, la cession ou l'emploi du cannabis, de sa plante et de sa résine, des produits qui en contiennent ou de ceux qui sont obtenus à partir du cannabis, de sa plante ou de sa résine[2] ». Dans l'état actuel des choses, et malgré l'expérimentation du cannabis médical, il n'est pas possible de le cultiver, que ce soit à titre personnel ou à titre agricole.

Le chanvre, qui est cultivé intensivement en France, possède un statut à part. « Sont autorisées la culture, l'importation, l'exportation et l'utilisation industrielle et commerciale (fibres et graines) des variétés de *Cannabis sativa* L. répondant à une teneur en delta-9-tétrahydrocannabinol de ces variétés qui n'est pas supérieure à 0,2 %.[3] » Le chanvre industriel est uniquement exploité pour ses fibres ou ses graines. Les fleurs du chanvre, où se concentrent les substances actives, sont considérées comme des déchets et ne peuvent être valorisées. Vingt-quatre variétés de *Cannabis sativa* L. sont autorisées à la culture, leur composition en THC étant inférieure à 0,2 %.

Le cadre répressif instauré depuis 1970 prévoit, quelle que soit la drogue, que le contrevenant usager risque jusqu'à un an de prison et 3 750 € d'amende[4]. La loi permet cependant aux procureurs de la République de ne pas poursuivre l'usager et de choisir de mettre en œuvre des mesures alternatives aux poursuites, comme un rappel à la loi. Le 24 novembre 2018, l'Assemblée nationale a voté la création d'une amende forfaitaire de 200 € pour sanctionner l'usage de stupéfiants. Cette mesure doit prochainement être expérimentée dans plusieurs villes. Elle entend répondre à l'augmentation constante du nombre de consommateurs de cannabis : 5 millions en 2017, dont 700 000 usagers quotidiens, selon les chiffres officiels.

Alors, si consommer du cannabis est interdit par la loi française, qu'en est-il de la possession et de l'utilisation du cannabis à usage médical ? La mise en place d'une expérimentation du cannabis médical nécessitera une évolution de la législation visant à l'autoriser. Il faudra distinguer les malades recrutés dans le cadre de l'expérimentation de ceux qui utilisent du cannabis en dehors de ce cadre. Les premiers bénéficient d'un encadrement médical : ordonnance, suivi hospitalier et délivrance de cannabis en pharmacie. En cas de contrôle, ces malades n'auront qu'à présenter l'ordonnance de leur médecin. Pour les autres, la possession de cannabis reste une infraction.

Quant à la culture du cannabis, elle est interdite, même en très petite quantité et même si elle est pratiquée à des fins thérapeutiques. Il est probable que la loi interdisant la culture du cannabis soit modifiée pour permettre la culture agricole et le développement d'une filière française du cannabis médical. En revanche, il y a peu de chances pour que la culture personnelle soit autorisée, même dans un cadre médical.

Cannabis médical, la saga française

Alors qu'à partir des années 2000 des pays s'engagent dans l'aventure du cannabis médical, la France reste à l'écart.

Elle fait un premier pas en 2013, lorsque Marisol Touraine, ministre de la Santé, permet par décret daté du 5 juin 2013 que des médicaments dérivés du cannabis puissent faire l'objet d'une demande d'autorisation en France.

Cannabis médical, le contexte international

Pour rappel, le cannabis à usage médical est déjà autorisé dans une quarantaine de pays. Les pionniers ont été le Canada, en 2001, puis les Pays-Bas et Israël. Aux États-Unis, trente-trois États ont recours aujourd'hui au cannabis médical. Il est également légalisé dans six pays d'Amérique latine, et vingt-deux des vingt-huit pays de l'Union européenne, dont la France, l'autorisent à différents niveaux (voir page 189).

De janvier 2014 à septembre 2018 : les prémices

En janvier 2014, une autorisation de mise sur le marché (AMM) est accordée à un médicament produit à partir de deux extraits de cannabis, le Sativex®, un spray buccal destiné aux patients atteints de sclérose en plaques et souffrant de spasticité modérée à sévère. L'annonce de cette AMM fait sensation et est reprise dans de nombreux médias grand public. Pour la première fois, des extraits de cannabis obtiennent une reconnaissance pour leur efficacité médicale chez des patients atteints d'une maladie sévère. Malheureusement, ce médicament fortement attendu par les malades n'est toujours pas commercialisé, faute d'accord sur le prix de remboursement entre le laboratoire pharmaceutique et les autorités de santé.

En janvier 2017, un rapport de l'Académie américaine des sciences qui fait le point sur les effets du cannabis médical est largement relayé par les médias français. Les auteurs ont passé au crible plus de 10 700 articles. Le rapport conclut qu'il existe des certitudes ou des preuves substantielles de l'efficacité du cannabis médical sur les douleurs chroniques de l'adulte, ainsi que sur les nausées et les vomissements provoqués par la chimiothérapie anticancer. De plus, des preuves sérieuses sont avancées à propos de l'amélioration des symptômes chez les patients ayant des spasmes musculaires liés à la sclérose en plaques.

À la même période, l'Allemagne autorise le cannabis médical. Les députés allemands l'ont autorisé à l'unanimité pour certains patients atteints d'une maladie grave et pour qui il n'existe pas de traitement alternatif efficace. Ce pays, dont le système de santé est proche de celui de la France, prend en charge la délivrance et le remboursement du cannabis dans certaines indications.

En juin 2017, c'est au tour de la Grèce d'annoncer qu'elle autorise le cannabis médical. Une quinzaine de pays européens ont dès lors franchi le pas. Le cannabis médical fait désormais parler régulièrement de lui dans les médias. Les malades, leurs proches et les professionnels de la santé commencent à l'intégrer comme un traitement possible, et non plus comme un simple stupéfiant.

En octobre 2017, un documentaire sur Arte, *Cannabis sur ordonnance,* présente des témoignages de patients utilisateurs et enquête sur la politique de certains pays (Colorado, Israël, Allemagne) qui ont autorisé le cannabis médical. Il donne la parole à des experts, médecins, chercheurs, scientifiques, qui expliquent ses bienfaits. Il fait un focus sur la situation en France, qui en interdit toujours l'accès.

En novembre 2017, Jean-Baptiste Moreau, député de la Creuse, adresse une proposition écrite au président de la République pour gérer la crise agricole que connaît son département. La solution proposée pour diversifier l'agriculture de la Creuse est de développer une filière de production encadrée de cannabis médical.

Le 12 avril 2018, Olivier Véran, député de l'Isère, neurologue et ardent défenseur du cannabis médical, organise les premières auditions à l'Assemblée nationale : patients, médecins, autorités et juristes sont auditionnés afin d'en dresser les enjeux.

Le 24 mai 2018, Agnès Buzyn, ministre de la Santé, invitée au *Grand Entretien* de Nicolas Demorand sur France Inter, répond à un patient : « La France a pris du retard quant à la recherche et au développement du cannabis médical. D'autres pays l'ont fait. J'ai demandé aux différentes institutions qui évaluent les médicaments de me faire remonter l'état des connaissances sur le sujet, parce qu'il n'y a aucune raison d'exclure, sous prétexte que c'est du cannabis, une molécule qui peut être intéressante pour le traitement de certaines douleurs très invalidantes. Donc, aujourd'hui, je ne peux pas vous dire à quelle vitesse nous allons le développer, mais j'ouvre ce débat avec les institutions responsables… Ça pourrait arriver en France. »

Le 28 mai 2018, l'émission *Le téléphone sonne,* de France Inter, est consacrée au cannabis médical. Olivier Véran et le professeur Benyamina, addictologue, qui sont les experts invités, exposent ses bénéfices pour certains malades.

Le 11 juin 2018, une enquête IFOP pour Terra Nova (sondage réalisé sur un panel de 2 016 personnes françaises âgées de 18 ans et plus) révèle que 82 % des sondés sont favorables à l'usage du cannabis sur prescription médicale, 73 % sont convaincus du devoir de l'État dans le financement de la recherche sur les usages médicaux du cannabis et 62 % considèrent que le cannabis médical doit être enfin accessible sous toutes ses formes, voire remboursable par la Sécurité sociale.

Le 8 juillet 2018, des élus, des médecins et des écrivains s'adressent à Agnès Buzyn pour déplorer que la production de cannabis médical soit toujours interdite en France.

De leur côté, les académies de pharmacie et de médecine se prononcent en défaveur du cannabis médical. Elles font part de leurs réticences quant à son autorisation éventuelle et s'inscrivent en rupture avec la dynamique positive que connaît le cannabis médical. Selon elles, le cannabis est considéré comme une drogue addictive, dotée de nombreux effets secondaires.

Septembre 2018 : création du CSST cannabis médical et nomination de treize experts

À la demande de la ministre de la Santé, l'Agence nationale de sécurité du médicament et des produits de santé (ANSM) constitue, le 10 septembre 2018, un comité scientifique spécialisé temporaire (CSST) chargé d'étudier la pertinence et la faisabilité de la mise à disposition du cannabis médical en France. Pour cela, il auditionnera pendant trois jours les principales organisations professionnelles, médecins et pharmaciens, les sociétés savantes des spécialités concernées, les associations de patients ainsi que les principaux pays européens qui ont autorisé le cannabis médical. Il devra rendre un avis avant la fin de l'année 2018 sur l'intérêt thérapeutique du cannabis pour le traitement de certaines pathologies et sur les modalités de sa mise à disposition dans le cadre d'une utilisation médicale.

Le cannabis médical est enfin en marche !

Décembre 2018 : le CSST recommande l'accès au cannabis médical

Le 12 décembre 2018, le CSST, après délibération, estime qu'il est pertinent d'autoriser l'usage du cannabis[5] à usage médical pour les patients dans les cinq situations cliniques suivantes :

- douleurs neuropathiques réfractaires aux thérapies (médicamenteuses ou non) accessibles ;
- certaines formes d'épilepsie sévères et pharmacorésistantes ;
- certains symptômes rebelles en oncologie (nausées, vomissements, perte d'appétit...) ;
- situations palliatives ;
- spasticité douloureuse de la sclérose en plaques et des autres pathologies du système nerveux central.

L'avis positif du comité scientifique est assorti de plusieurs mesures.

- La prescription sera réservée aux malades insuffisamment soulagés ou tolérant mal (effets indésirables) les thérapeutiques accessibles, médicamenteuses ou non.
- Compte tenu du risque pulmonaire et cardio-vasculaire induit par la combustion du cannabis lorsqu'il est fumé (cigarette ou joint), la voie d'administration « fumée » est exclue.
- Enfin, tous les patients éligibles devront bénéficier d'un accompagnement médical.

Le comité précise également qu'il souhaite qu'un registre national soit mis en place pour le suivi des patients traités avec du cannabis médical (pour assurer une évaluation du bénéfice/risque et des effets indésirables) et que des études scientifiques ainsi que des projets de recherche soient développés. Une évolution de la législation permettant l'usage du cannabis à visée médicale devra aussi être envisagée.

Le 27 décembre 2018, l'ANSM souscrit aux premières conclusions du CSST et prolonge la mission du groupe d'experts de janvier à juin 2019. Elle propose que l'accès à l'usage du cannabis à visée médicale fasse l'objet, dans un premier temps, d'une expérimentation dont l'objectif principal serait d'évaluer, en situation réelle, le circuit de prescription et de délivrance, ainsi que l'adhésion des professionnels de santé et des patients à ces conditions. Son objectif secondaire serait de recueillir les premières données françaises d'efficacité et de sécurité. L'annonce de l'avis du CSST du 12 décembre ainsi que celle de l'ANSM font l'objet d'un relais important dans les médias.

La France ouvre enfin la porte au cannabis médical !

De janvier à juin 2019 : le CSST poursuit ses travaux

Le CSST reprend ses auditions avec pour mission de préciser le cadre de l'expérimentation et les modalités de prise en charge médicale des patients (définition du type de prescripteurs, du circuit de distribution et de délivrance, des modalités d'administration et des formes pharmaceutiques, des dosages et des concentrations en principe actif dispensés), ainsi que les modalités de suivi des patients qui pourraient bénéficier du cannabis à usage médical. L'ensemble des parties prenantes est auditionné (sociétés savantes, organisations professionnelles, associations de patients, pays qui ont donné accès au cannabis médical, producteurs internationaux et politiques).

Le 26 juin 2019, le comité conduit par l'ANSM rend son avis définitif en faveur d'une expérimentation. Elle se déroulera sur deux ans, 2020 et 2021, en situation réelle pour les cinq pathologies spécifiques qui ont été définies, et elle concernera 3 000 patients. Au terme de cette expérimentation, une généralisation sera éventuellement envisagée. Le comité précise les modalités de déroulement de l'expérimentation :

- nature des différents produits à base de cannabis (types d'extraits, formes, ratios, modes d'administration, adaptation posologique) ;
- conditions de prescription et de délivrance (prescripteurs, dispensation, indications, formation, registre) ;
- contre-indications et précautions d'emploi ;
- suivi des patients ;
- calendrier de mise en place ;
- évaluation de la phase expérimentale.

Pour mettre en place et évaluer l'expérimentation, les experts recommandent la constitution d'un nouveau comité scientifique pluridisciplinaire, composé notamment de représentants des patients et de professionnels de santé. Le 11 juillet 2019, l'ANSM fait savoir qu'elle souscrit au cadre expérimental proposé par le comité d'experts.

Le feu vert au cannabis médical est donné !

Mi-octobre 2019 : mise en œuvre de l'expérimentation

Le 15 octobre 2019, l'ANSM crée et nomme un nouveau comité scientifique temporaire (CST), constitué de dix-huit experts scientifiques et représentants de patients, pour assurer la mise en œuvre de l'expérimentation. Sa mission est de produire les cahiers des charges des produits qui seront utilisés, des formations qui seront administrées aux médecins et aux pharmaciens, ainsi que le contenu du registre de suivi des patients.

Une fois l'expérimentation commencée, le comité scientifique aura pour mission de superviser l'analyse des données du registre, le suivi régulier des données d'efficacité et de sécurité, et la rédaction des rapports d'analyse.

Fin octobre 2019 : les députés votent l'autorisation du cannabis médical

Le 25 octobre 2019, l'amendement au projet de loi de financement de la sécurité sociale 2020 (PLFSS 2020) d'Olivier Véran sur le financement de l'expérimentation du cannabis médical est adopté à l'unanimité par l'Assemblée nationale. Cette expérimentation durera deux ans et concernera 3 000 patients. Olivier Véran, député de l'Isère, neurologue au CHU de Grenoble et rapporteur général des affaires sociales, est le chef d'orchestre du PLFSS 2020. Il explique : « Cette expérimentation permettra, je l'espère, d'apporter le soulagement à de très, très nombreux malades qui souffrent de douleurs qui ne sont pas ou que peu soulagées par des traitements qui sont déjà très lourds. »

L'accès aux traitements à base de cannabis est enfin définitivement autorisé, dans le cadre d'une expérimentation qui démarrera en 2020. L'ANSM est chargée du pilotage de l'expérimentation, dont la durée sera de deux ans, incluant la remise d'un rapport du gouvernement au Parlement six mois avant la fin de cette dernière.

Il revient désormais au CST de collaborer à la rédaction des différents cahiers des charges.

Janvier 2020 : lancement d'une mission d'information parlementaire sur les usages du cannabis

La commission des Affaires économiques, la commission des Affaires sociales, la commission des Lois, la commission des Finances, la commission des Affaires culturelles et éducatives et la commission du Développement durable ont constitué une mission d'information commune sur la réglementation et l'impact des différents usages du cannabis. Cette mission a pour objectif de mieux connaître les différents usages du cannabis (médical, bien-être et récréatif) et la filière du chanvre.

La mission est lancée le 14 janvier 2020 et doit durer un an, un an d'auditions d'experts, de militants, de juristes, de médecins, de psychiatres et d'addictologues, de criminologues et de forces de l'ordre, avec pour objet de dresser un portrait de la consommation du cannabis en France et, à terme, de faire évoluer la loi.

Le travail de la mission, composée d'une trentaine de parlementaires de tous bords, se basera notamment sur les expériences des autres pays qui ont déjà réglementé les divers usages du cannabis et de ses dérivés, au sein de l'Union européenne et en Amérique du Nord. Les premières conclusions sont attendues pour l'automne 2020, avant la présentation d'un rapport début 2021.

Le cadre de l'expérimentation en questions-réponses

Que signifie expérimentation ?

L'expérimentation du cannabis médical doit permettre de tester, en situation réelle, le bon déroulement du circuit de prescription et de délivrance entre les professionnels de santé, médecins et pharmaciens, et les patients. Elle doit aussi permettre de contrôler l'adhésion des professionnels de santé et des patients impliqués dans l'expérimentation.

L'objectif de cette expérimentation est la médicalisation du circuit du cannabis : formation des acteurs, indications médicales du cannabis, encadrement des patients et circuits de culture et de distribution contrôlés et standardisés sur un modèle proche de celui du médicament. Les formulations et les produits disponibles sont présentés comme des médicaments : différentes présentations, différents dosages, différents ratios, etc., afin de délivrer un effet thérapeutique précis.

Qu'est-ce qui caractérise le cannabis médical ?

Ce qui distingue le cannabis médical du cannabis bien-être ou récréatif est la finalité pour laquelle le cannabis est cultivé, puis produit. Dans le cas du cannabis médical, la production, complètement standardisée, s'effectue dans un environnement pharmaceutique.

Les fournisseurs doivent présenter des spécifications concernant la plante et les produits finis (mode de culture, mode de sélection, conformité aux bonnes pratiques agricoles, teneurs en THC, en CBD, en terpènes…). Des contrôles de qualité et de sécurité de haut niveau seront effectués pendant toute la durée de l'expérimentation, encadrés par l'ANSM. Compte tenu de ces contrôles, la composition en actifs est standardisée, et le risque de contamination par des micro-organismes, des métaux lourds ou des pesticides est nul. De ce fait, médecins et patients savent exactement ce qui est prescrit.

Qui sont les patients concernés ?

Tous souffrent d'une maladie grave : douleurs neuropathiques, épilepsie, effets secondaires de chimiothérapie, soins palliatifs ou sclérose en plaques. Le cannabis leur sera prescrit après échec des traitements existants. Les enfants ne seront pas exclus de l'expérimentation si le bénéfice est supposé favorable compte tenu de la sévérité du trouble. Cinq situations ont été validées dans le cadre de l'expérimentation : les douleurs neuropathiques réfractaires aux thérapies accessibles ; certaines formes d'épilepsie sévères et résistantes aux médicaments antiépileptiques ; les soins de support en oncologie ; les situations palliatives ; la spasticité douloureuse de la sclérose en plaques et d'autres pathologies du système nerveux central.

Les douleurs neuropathiques réfractaires aux thérapies accessibles

Près de 12 millions de Français souffrent de douleurs chroniques. Parmi celles-ci, les douleurs neuropathiques (voir page 132) sont le résultat d'une lésion ou d'un dysfonctionnement du système nerveux, périphérique ou central. Elles se caractérisent par un fond douloureux d'intensité élevée à type de brûlure, avec parfois des sensations de coups de poignard ou de chocs électriques. De 7 à 8 % des adultes souffriraient de douleurs chroniques à caractère neuropathique.

La prise en charge de ces douleurs est difficile. Elle se fait généralement dans des centres spécialisés dans le traitement de la douleur. On distingue trois grands types de prise en charge, qui peuvent dans certains cas être associés :

- les traitements médicamenteux (antalgiques, anticonvulsivants, antidépresseurs) ;

- les traitements non médicamenteux (neurostimulation, relaxation, thérapies comportementales) ;
- la chirurgie.

Certaines formes d'épilepsie sévères et résistantes aux médicaments antiépileptiques

Il s'agit d'épilepsies de l'adulte et de l'enfant. Parmi celles-ci, deux formes sévères touchent les enfants jeunes, le syndrome de Lennox-Gastaut et le syndrome de Dravet, deux formes d'épilepsie rares et sévères qui répondent mal aux médicaments (voir p. 140).

Les soins de support en oncologie

Dans le cadre de la prise en charge du cancer, les traitements administrés sont susceptibles de favoriser la survenue de nausées, de vomissements et d'une perte d'appétit (voir p. 137).

Dans les situations palliatives

Les soins palliatifs sont des soins qui visent le confort du malade, souvent en fin de vie. L'objectif de ces soins est de prévenir et de soulager les douleurs physiques, les symptômes inconfortables ou encore la souffrance psychologique. Les soins de confort en fin de vie ou lors d'une maladie grave permettent ainsi d'améliorer la qualité de vie du patient, que celui-ci soit à l'hôpital, dans un institut spécialisé, à son domicile ou chez un de ses proches. (voir p. 145)

La spasticité douloureuse de la sclérose en plaques et d'autres pathologies du système nerveux central

Plus d'un tiers des personnes atteintes de sclérose en plaques souffrent de spasticité grave. Celle-ci se manifeste par une raideur musculaire et des contractures, souvent involontaires et qui peuvent être douloureuses (voir p. 147). La spasticité peut aussi concerner d'autres pathologies du système nerveux, comme un AVC (accident vasculaire cérébral), un traumatisme crânien ou un accident grave entraînant une para- ou une tétraplégie.

Combien de patients sont concernés ?

L'objectif de l'expérimentation est d'inclure 3 000 patients en file active pendant six mois. Cela signifie que chaque patient inclus recevra du cannabis médical pendant environ six mois. Compte tenu de la durée de l'expérimentation prévue pour la délivrance des produits, évaluée à une année, et compte tenu des arrêts possibles du cannabis médical chez certains patients pour manque d'efficacité ou de mauvaise tolérance, on peut supposer qu'un plus grand nombre de patients sera inclus. Les patients seront sélectionnés et inclus par les centres de référence de chaque pathologie (voir p. 122).

La répartition du nombre de patients à inclure (évaluée avec les sociétés savantes) pourrait être la suivante :

- 600 patients pour les douleurs neuropathiques réfractaires aux thérapies accessibles ;
- 600 patients pour la spasticité des autres pathologies du système nerveux central (lésions médullaires…) ;
- 500 patients pour la spasticité douloureuse de la sclérose en plaques ;
- 500 patients en situation palliative ;
- 500 patients souffrant de symptômes rebelles en oncologie (nausées, vomissements, anorexie…) ;
- 300 patients atteints de certaines formes d'épilepsie.

Quelles seront les contre-indications et les précautions d'emploi ?

Une contre-indication, les femmes enceintes ou allaitantes.

Deux précautions d'emploi :

- la mise en place d'une contraception pour les femmes en âge de procréer lors de la première consultation ;
- la mise en garde sur l'aptitude à conduire des véhicules et à utiliser des machines, compte tenu de l'effet sur la vigilance.

Quel est le calendrier de l'expérimentation ?

Le calendrier de mise en œuvre de la phase expérimentale s'articule autour de quatre phases de six à huit mois chacune. Il était prévu qu'elles se déroulent de janvier 2020 à décembre 2021. Malheureusement, les grèves SNCF de 2019 et la crise sanitaire provoquée par l'épidémie de covid-19 ont retardé le début de l'expérimentation. Les premiers traitements commenceront à être délivrés au plus tard en janvier 2021, pour une durée d'environ six mois.

De janvier à août 2020 : les huit premiers mois ont été consacrés à la mise en place de l'expérimentation sous la supervision du comité scientifique et de l'ANSM. Les supports de formation ont été rédigés.

De septembre 2020 au début de 2021 : réalisation de la formation des professionnels de santé volontaires puis recrutement des patients. Appel d'offres pour la sélection des producteurs de cannabis médical puis délivrance des premiers traitements. C'est la phase essentielle, pendant laquelle les médecins des centres hospitaliers, volontaires pour participer à l'expérimentation et préalablement formés, vont recruter leurs patients, qui pourront démarrer leur traitement dès janvier 2021.

Premier semestre 2021 : suivi des patients inclus dans l'expérimentation, avec remise d'un rapport intermédiaire.

Second semestre 2021 : analyse des données du registre et remise à l'ANSM, du rapport définitif par le comité scientifique.

Où se déroulera l'expérimentation ?

L'expérimentation sera menée dans plusieurs centres hospitaliers, en particulier dans les centres de référence des pathologies concernées. Les médecins spécialistes volontaires (neurologues, médecins de la douleur, oncologues, etc.) seront formés pour pouvoir prescrire du cannabis. Les prescriptions se feront selon les mêmes règles que les médicaments, notamment les médicaments à base de morphine. Elles seront effectuées sur des ordonnances sécurisées.

Ces médecins spécialistes seront les seuls à pouvoir réaliser la prescription initiale jusqu'à la stabilisation du patient (la prescription initiale comportera une augmentation progressive des doses ; une fois le bénéfice thérapeutique obtenu, l'augmentation des doses sera arrêtée, et le patient considéré comme stabilisé). Un relais en médecine de ville sera possible dans un second temps. Les médecins libéraux et les centres qui ne seront pas habilités à prescrire du cannabis pourront adresser des patients aux centres autorisés.

Comment se déroulera la formation des professionnels de santé ?

Les médecins et les pharmaciens qui seront volontaires pour participer à l'expérimentation devront obligatoirement avoir été formés. Pour cela, ils participeront à une formation en ligne d'une durée de trois heures trente. À l'issue de cette formation, ils seront en mesure de prescrire les produits à base de cannabis et de renseigner le registre de suivi des patients.

Cette formation vise à assurer une bonne compréhension du cannabis médical et de sa prescription. Elle vise aussi à lever les réticences ou les préjugés que certains professionnels de santé pourraient avoir sur le cannabis.

Comment être inclus dans l'expérimentation ? À qui dois-je m'adresser ?

Si vous souhaitez faire partie de l'expérimentation et que vous êtes suivi dans un centre de référence de votre pathologie, il vous suffit d'en parler à votre médecin spécialiste. S'il fait partie d'un centre sélectionné pour l'expérimentation, il sera à même de vous confirmer votre inclusion, dans le cas bien sûr où vous répondez aux critères qui ont été définis. Les centres non sélectionnés pourront adresser leurs patients aux centres de référence participants.

Si vous n'êtes pas suivi dans un centre de référence, vous devrez en parler soit avec votre médecin spécialiste libéral (médecin qui n'exerce pas à l'hôpital), soit avec votre médecin généraliste, notamment pour certaines indications (douleurs neuropathiques et situations palliatives). Les médecins libéraux spécialistes ou généralistes pourront adresser leurs patients répondant aux critères d'inclusion aux centres de référence volontaires, sélectionnés, prenant en charge une des cinq indications retenues. La liste de ces centres leur sera donnée.

Quelles formes seront disponibles ?

Les produits disponibles seront fournis par des producteurs étrangers qui ont une solide expérience avec d'autres pays ayant autorisé le cannabis médical. Les appels d'offres sont en cours à l'heure où ce livre est écrit. Il s'agira de produits sous forme de fleurs séchées ou d'extraits à spectre complet, c'est-à-dire comportant l'ensemble des phytocannabinoïdes de la plante.

Des formes à effet immédiat et à effet prolongé seront disponibles. Pour les formes à effet immédiat, il s'agira de formes sublinguales et inhalées (huile et fleurs séchées pour vaporisation). Pour les formes à effet prolongé, il s'agira de formes orales (solution buvable et capsules d'huile).

Plusieurs variétés de cannabis seront disponibles, avec différents ratios THC:CBD permettant de couvrir le spectre des maladies à soulager. Les ratios THC:CBD disponibles (ratios de concentration de principes actifs) devraient être au nombre de cinq :

- ratio THC 1 : 1 CBD, pour les douleurs neuropathiques et la spasticité douloureuse ;
- ratio THC 1 : 20 CBD, pour les cas d'épilepsies rares ;
- ratio THC 1 : 50 CBD, pour les cas d'épilepsies rares ;
- ratio THC 5 : 20 CBD, destiné aux cas d'épilepsies rares dans les situations où il est nécessaire d'adapter le traitement ;
- ratio THC 20 : 1 CBD, pour les douleurs neuropathiques, les soins palliatifs et les patients traités par chimiothérapie avec nausées, vomissements...

La prescription se fera généralement avec une adaptation posologique par augmentation progressive des doses jusqu'à obtention de la dose minimale efficace et/ou l'apparition d'effets indésirables tolérables par le patient.

En fonction de la réponse du patient, la prescription pourra évoluer vers un autre ratio.

Comment sera assurée la qualité des produits dispensés ?

Un cahier des charges précis sur les spécifications et la qualité attendue des produits a été défini avec les experts du Comité scientifique. La qualité des produits est testée par les laboratoires de l'ANSM. Ils procéderont à des contrôles aléatoires sur les produits fournis, et des inspections pourront être diligentées chez les fournisseurs par l'ANSM.

Où les patients pourront-ils se voir délivrer leur prescription ?

Les patients pourront se fournir dans les pharmacies hospitalières, mais également dans les pharmacies de ville qui auront été volontaires pour participer à l'expérimentation et qui auront été formées.

Les produits prescrits seront-ils pris en charge ?

Oui, les patients qui auront été recrutés dans l'expérimentation pourront bénéficier du cannabis gratuitement.

Qu'est-ce qu'un registre ?

Le suivi des patients inclus dans l'expérimentation sera centralisé et piloté par les autorités sanitaires grâce à un registre électronique de collecte des données accessible sur une plateforme web. Ce registre sera renseigné par les médecins prescripteurs et les pharmaciens dispensateurs volontaires qui auront été préalablement formés au cannabis médical. Il sera également ouvert aux malades inclus dans l'expérimentation, qui pourront décrire leur expérience.

Il comportera différents modules permettant d'évaluer la faisabilité du circuit et son acceptabilité par les patients (par exemple, délai d'obtention d'un rendez-vous, délai de dispensation après présentation de l'ordonnance, facilité à trouver une pharmacie...). Il permettra également de recueillir des données sur les posologies prescrites, l'efficacité, les effets indésirables, les interactions médicamenteuses, le retentissement sur la qualité de vie... Prescripteurs, pharmaciens et patients y auront accès.

Lors de la première prescription, des éléments descriptifs des patients seront renseignés (âge, sexe, maladie, symptômes, traitements préalables, produit cannabis prescrit, dosage, ratio...). Il sera également rempli à chaque consultation suivante.

Le registre sera également renseigné lors des consultations de suivi (consultations à 1, 3, 6 et 12 mois). Seront évalués l'efficacité, le bien-être, les effets indésirables, l'acceptabilité du patient et le fonctionnement de l'expérimentation entre médecins, pharmaciens et patients.

Et après l'expérimentation ?

À l'issue de l'expérimentation, il reviendra au gouvernement de décider d'une éventuelle généralisation du cannabis médical. Pour cela, il pourra s'appuyer sur les éléments du registre électronique renseigné pendant toute la durée de l'expérimentation par les médecins, les pharmaciens et les patients. Si celle-ci s'adresse à 3 000 patients seulement, elle laisse de nombreux malades en attente. Selon les estimations, de 300 000 à 1 million de patients pourraient être éligibles au cannabis médical.

Nombre de questions devront être abordées : comment former plus largement les professionnels de santé ? Comment favoriser l'accès à des produits médicaux de qualité ? Quel remboursement ? Comment créer, à terme, une véritable filière française du cannabis médical ? Comment soutenir et sécuriser cette filière sur notre territoire dans une logique de développement durable ?

Êtes-vous éligible à l'expérimentation ?

Ce petit questionnaire doit vous permettre d'évaluer si vous pouvez être éligible à l'expérimentation. C'est le médecin du centre de référence qui validera définitivement votre participation à l'expérimentation.

Vous souffrez de douleurs chroniques .... oui ☐ non ☐

Si oui, répondez aux deux points suivants :

— ces douleurs ont un caractère neuropathique .... oui ☐ non ☐

— aucune thérapie n'a réussi à soulager suffisamment vos douleurs ou, si l'une d'elles vous a soulagé, elle a entraîné d'importants effets indésirables .... oui ☐ non ☐

Si vous avez coché oui aux trois cases, vous pourriez être éligible à l'expérimentation.

Vous êtes atteint d'une épilepsie
sévère .... oui ☐ non ☐

Si oui, répondez au point suivant :
vous avez essayé plusieurs
antiépileptiques et aucun n'a
réussi à contrôler votre maladie............. oui ☐ non ☐

Si vous avez coché oui aux deux cases, vous pourriez être éligible à l'expérimentation.

Vous êtes traité pour un cancer............. oui ☐ non ☐

Si oui, répondez aux trois points suivants :
— vous êtes traité par chimio
thérapie .... oui ☐ non ☐
— vous avez des nausées et/ou
des vomissements .... oui ☐ non ☐
— vous présentez une perte
d'appétit .... oui ☐ non ☐

Si vous avez coché oui aux quatre cases, vous pourriez être éligible à l'expérimentation.

Vous êtes confronté à une
situation palliative, c'est-à-dire
que vous avez un proche qui est
en fin de vie et qui fait l'objet
de soins palliatifs.................................. oui ☐ non ☐

Si vous avez coché oui, vous pourriez être éligible à l'expérimentation.

Vous êtes atteint de sclérose en
plaques .... oui ☐ non ☐

Si oui, répondez aux deux points suivants :

— vous souffrez de spasticité
  douloureuse .... oui ☐ non ☐

— aucun médicament n'a réussi
  à vous soulager de celle-ci................ oui ☐ non ☐

Si vous avez coché oui aux trois cases, vous pourriez être éligible à l'expérimentation.

Vous êtes atteint de lésions
cérébrales ou médullaires suite à
un AVC, un traumatisme crânien
ou un accident grave .... oui ☐ non ☐

Si oui, répondez aux deux points suivants :

— vous souffrez de spasticité
  douloureuse .... oui ☐ non ☐

— aucun médicament n'a réussi
  à vous soulager de celle-ci................ oui ☐ non ☐

Si vous avez coché oui aux trois cases, vous pourriez être éligible à l'expérimentation.

Les indications de l'expérimentation française

- Qu'est-ce qu'une douleur neuropathique ?
- Qu'appelle-t-on spasticité ?
- Qu'est-ce que les soins palliatifs ?

De nombreuses études scientifiques ont été menées pour évaluer les bénéfices et les risques du cannabis sur la santé. Une grande partie de ces essais cliniques sont encore de qualité insuffisante, et il n'est pas toujours possible de conclure de manière formelle sur la pertinence de son efficacité.

Parmi ces études, nombreuses sont celles qui ont été réalisées avec les formes pharmaceutiques du cannabis, formes qui ont fait l'objet d'un développement pour obtenir une autorisation de mise sur le marché (Marinol®, Cesamet®, Sativex®, Epidyolex®...). Ces formes sont soit des cannabinoïdes de synthèse, soit des extraits d'une ou de deux molécules (THC, CBD). Elles ne peuvent être comparées au cannabis médical, des produits issus de la plante et composés d'extraits à spectre complet, avec un nombre élevé de phytocannabinoïdes (effet d'entourage, voir page 93).

De nombreux facteurs rendent difficiles à mener les études avec du cannabis médical à base de plantes : multiplicité des voies d'administration du cannabis (fumée, avec ou sans tabac, par vaporisation, par ingestion, etc.), qualité du cannabis utilisé, variabilité importante de la concentration en actifs d'une variété à l'autre et, bien évidemment, fait que le cannabis soit resté illégal pendant des décennies.

La science du cannabis ne fait que commencer, et les scientifiques essaient de rattraper le retard pris. Ils tentent d'objectiver de manière scientifique le soulagement que les patients expriment depuis des années. Pour cela, il faut considérer le cannabis médical comme un médicament personnalisé : selon chaque patient, chaque maladie, il faut adapter le profil du cannabis afin d'obtenir un effet thérapeutique précis.

Il y a un besoin urgent de mener des études rigoureuses, à grande échelle. Les industriels, producteurs et fournisseurs de cannabis médical, les instituts de recherche et les sociétés savantes l'ont bien compris, et ils se mobilisent, parfois ensemble, parfois chacun de leur côté, pour lancer des études ambitieuses. C'est le cas du Royal College of Psychiatrists, au Royaume-Uni, qui soutient une étude de deux ans (Project Twenty21) sur 20 000 patients, la plus grande étude de ce type en Europe. Elle commence, et va évaluer l'efficacité et la tolérance du cannabis sur sept indications (douleurs chroniques, troubles anxieux, épilepsie, sclérose en plaques, syndrome de stress post-traumatique, addictions, syndrome de Gilles de La Tourette).

Mais revenons sur les études existantes. Aux États-Unis, les National Academies of Sciences, Engineering and Medicine ont publié en 2017 un rapport sur le cannabis et la santé, après avoir passé au crible plus de 10 000 études scientifiques[1]. Dans ce rapport, elles classifient les différentes applications du cannabis médical selon leur niveau de preuve scientifique : concluant, modéré, limité. Dans la catégorie niveau de preuve concluant, on trouve trois indications de l'expérimentation française : la douleur chronique de l'adulte ; les nausées et les vomissements associés aux traitements par chimiothérapie ; la spasticité dans la sclérose en plaques. Bien qu'il existe des études scientifiques pour les autres indications, elles n'ont pas encore selon eux, la rigueur nécessaire pour pouvoir conclure de façon formelle sur l'efficacité du cannabis.

Nous allons passer en revue les cinq indications de l'expérimentation. Pour chacune d'elles, nous allons faire un point synthétique sur la maladie ou les symptômes, puis nous analyserons le niveau de preuve existant du cannabis médical au travers des études scientifiques existantes.

Les douleurs chroniques neuropathiques

Comprendre les douleurs neuropathiques

Les Français sont 31,7 % à exprimer une douleur quotidienne installée depuis plus de trois mois. La douleur chronique est significativement plus élevée chez les femmes (35 %) que chez les hommes (28,2 %), et elle augmente avec l'âge, surtout au-delà de 65 ans. Pour les douleurs chroniques d'intensité modérée à sévère, le nombre de cas dans la population générale est évalué à 19,9 %[2]. Quant à la douleur neuropathique, elle est estimée à 6,9 % de la population française[3]. Son intensité est modérée à sévère dans près de trois quarts des cas[4].

La douleur neuropathique résulte d'une lésion ou d'un dysfonctionnement du système nerveux central ou périphérique. Le diagnostic est établi devant des douleurs cuisantes, des brûlures avec une composante lancinante. La douleur peut également être profonde et extrêmement pénible. On peut observer aussi une hypersensibilité au toucher ou une douleur déclenchée par un stimulus normalement indolore[5].

Il existe plusieurs classes de médicaments pouvant être prescrits, mais ceux-ci sont modérément efficaces, et un soulagement complet ou presque complet est peu probable : antalgiques opiacés, antidépresseurs, anticonvulsivants, antalgiques, patchs à la lidocaïne (anesthésique local). Parce qu'il existe peu de traitements pour les douleurs neuropathiques, et parce que les médicaments présentent certains effets secondaires, la prise en charge conventionnelle associe plusieurs thérapies différentes (antalgiques, suivi psychologique, méthodes physiques, antidépresseurs ou anticonvulsivants, et parfois chirurgie)[6].

L'effet thérapeutique du cannabis

Les phytocannabinoïdes et les endocannabinoïdes ont démontré une réelle efficacité (parfois plus que les opiacés) dans des modèles animaux de douleurs aiguës, inflammatoires, neuropathiques et d'hyperalgie[7]. Chez l'homme, le soulagement de la douleur chronique est de loin le premier motif cité par ceux qui utilisent le cannabis à des fins médicales. Dans l'État du Colorado, à titre d'exemple, 94 % des utilisateurs de cannabis médical l'utilisent pour des douleurs sévères[8].

L'effet du cannabis dans les douleurs neuropathiques a été confirmé en 2018 dans une revue de référence, la célèbre *Cochrane,* qui a analysé seize études dont seulement deux avec de l'herbe cannabis administrée par voie inhalée. Les auteurs concluent à un bénéfice réel du cannabis dans les douleurs neuropathiques et, fait important, sans risque majeur pour les patients[9]. Un nombre faible d'études a été réalisé avec des fleurs séchées de cannabis administrées en vaporisation. Elles ont toutes montré une diminution de la douleur. Elles ont également montré un effet dose, la dose de THC la plus élevée (7 %) obtenant l'effet antalgique le plus fort[10].

Si le cannabis soulage certains patients aux douleurs complexes qui ne répondent pas ou plus aux antalgiques classiques, il réduit également l'anxiété et les troubles du sommeil qui accompagnent ces douleurs, ce qui améliore globalement l'état des malades et leur qualité de vie.

Douleurs chroniques chez les personnes âgées

Étudier le cannabis dans cette population est intéressant à plus d'un titre. Les personnes âgées sont nombreuses à souffrir de douleurs neuropathiques et à utiliser des antalgiques opioïdes pour se soulager, et elles sont particulièrement sensibles aux effets secondaires. Le cannabis médical les aiderait à diminuer nettement les douleurs chroniques et à réduire les troubles du sommeil qui sont liés, et ce sans effets secondaires sérieux autres que vertiges, somnolence et fatigue[11].

Dans une autre étude, des chercheurs israéliens ont suivi 2 736 patients âgés de plus de 65 ans pendant six mois. Plus de 60 % d'entre eux ont bénéficié de cette prescription médicale dans le but d'apaiser une douleur. À la fin de l'étude, plus de 93 % des 901 répondants ont rapporté une réduction de leur douleur, passant d'un score de 8 à 4 sur une échelle de 10. Enfin, et c'est important, plus de 60 % des patients qui rapportaient une qualité de vie mauvaise ou très mauvaise ont vu leur qualité de vie passer de bonne à très bonne, preuve que cette prescription s'est révélée globalement efficace. Quant aux effets secondaires, rares, ils se traduisaient dans 9,7 % des cas par des vertiges et dans 7,1 % par une sensation de bouche sèche. Le cannabis médical a de surcroît permis l'arrêt ou la réduction des antalgiques opioïdes après six mois de prise chez 18 % des participants. Ces traitements sont aujourd'hui reconnus pour leur risque de dépendance très important, ce qui n'est pas le cas avec le cannabis[12].

En cas de douleurs neuropathiques

Quelle variété ?

- riche en THC, faible en CBD
- équilibrée : THC 1 : 1 CBD

Quelle voie d'administration ?

- sublinguale, orale pour les douleurs de fond
- vaporisée pour les douleurs aiguës

Quelle forme ?

- huile, gélules ou fleurs séchées

Témoignages de malades

Le cannabis, ce sont les malades qui en parlent le mieux ! Utilisateurs depuis des milliers d'années, l'expérience du cannabis reste encore et toujours entre les mains des malades. Vous trouverez ci-dessous quelques témoignages, pris sur le vif avant le commencement de l'expérimentation, dans un contexte où la consommation de cannabis à usage médical est illégale. Les prénoms ont été changés. Ces témoignages restent sous la responsabilité de leurs auteurs. Bien évidemment, ils ne concernent que des malades qui ont essayé le cannabis et qui en ont été soulagés. Certains malades le fument. Comme vous le savez maintenant, cette voie est totalement déconseillée au profit des formes à vaporiser ou des voies orales.

Jacques, traumatisé médullaire

« Je suis paraplégique, je n'ai plus l'usage de mes jambes. J'ai des douleurs neuropathiques très violentes dans les jambes, qui m'empêchent de dormir. J'ai pris de la morphine, de l'opium en résine. C'est mon neurochirurgien qui m'a parlé du cannabis. J'ai un copain qui a une sclérose en plaques qui en achète à un dealer. J'ai acheté le même. Je n'ai pas senti de soulagement immédiat, mais seulement au bout de quelques jours. »

Arnaud, myopathie

« Depuis vingt ans, j'utilise des fleurs séchées de cannabis en vaporisation. Je cultive différentes variétés pour obtenir des effets spécifiques : une variété pour l'appétit et le tonus musculaire, une autre pour les douleurs et la relaxation musculaire, une troisième pour ses effets sédatifs. Je vaporise la journée et, le soir, j'utilise la voie orale (huile ou biscuit). »

Pascal, atteint d'une adrénomyéloneuropathie

« J'ai une maladie neurologique, génétique et orpheline, qui me provoque des douleurs neuropathiques et de la spasticité. Je me déplace en fauteuil roulant et je souffre de façon continue, des douleurs dans les jambes en permanence. Je ne sais que j'ai des jambes que parce qu'elles me font constamment mal. Le cannabis m'a changé la vie. Mes douleurs sont beaucoup plus supportables, et je retrouve des sensations dans mes jambes. »

Jeanne, spondylarthrite ankylosante

« Après avoir pris une liste incroyable de médicaments en tous genres, anti-inflammatoires, opiacés, j'ai testé le cannabis et j'ai découvert qu'il est le meilleur antidouleur. Je vais de mieux en mieux. J'utilise du cannabis en gélules et en vaporisation lors des crises douloureuses. J'apprends à gérer mes douleurs et j'adapte ma consommation. J'ai retrouvé une vie de famille et mon moral est bien meilleur. J'ai pu arrêter tous les médicaments, et n'ai plus de problème d'estomac. »

Les effets secondaires des traitements du cancer

Comprendre les effets secondaires des traitements du cancer

Les malades atteints de cancer reçoivent des traitements lourds, chimiothérapie et radiothérapie, qui produisent de nombreux effets secondaires : nausées, vomissements, perte d'appétit, perte de poids…

Les nausées et les vomissements, fréquents, sont particulièrement redoutés par les malades. Ils peuvent être de différents types :

- aigus, ils surviennent de quelques minutes à quelques heures après l'administration du traitement, et disparaissent le plus souvent dans les 24 heures ;
- tardifs, ils se manifestent plus de 24 heures après le traitement et durent jusqu'à une semaine dans de nombreux cas ;
- enfin, nausées et vomissements d'anticipation se produisent le plus souvent à l'approche de l'hôpital. Ils sont en général liés à l'appréhension de la chimiothérapie ou, plus rarement, de la radiothérapie.

Prévenir et traiter ces symptômes, qui compromettent l'état de nutrition et d'hydratation du malade, est important pour préserver au mieux sa qualité de vie.

L'effet thérapeutique du cannabis

Les phytocannabinoïdes et les endocannabinoïdes ont démontré des effets antivomitifs et stimulants de l'appétit[13]. La plupart des études, réalisées avec des cannabinoïdes pharmaceutiques, ont objectivé un soulagement significatif par rapport au placebo sur les nausées, les vomissements, la perte d'appétit et certaines douleurs liées au cancer[14]. Elles ont établi qu'ils étaient très efficaces et équivalents aux médicaments antiémétiques[15] conventionnels pour lutter contre les nausées et les vomissements induits par la chimiothérapie. Quant aux études menées avec du cannabis médical plante, inhalé ou ingéré, elles sont malheureusement rares et peu rigoureuses.

Le fait que le cannabis puisse soulager les personnes atteintes d'un cancer, des symptômes de leur maladie et des effets secondaires de leur traitement fait de plus en plus consensus dans la communauté scientifique. En 2018, une enquête menée aux USA auprès des cancérologues a montré que 80 % d'entre eux discutaient avec leurs patients du cannabis, et qu'ils étaient 50 % à leur recommander d'en consommer[16].

Dans les pertes d'appétit et de poids observées chez les patients atteints de cancer, nombreux sont ceux qui déclarent utiliser le cannabis avec un réel bénéfice. Malheureusement, les études réalisées sont trop peu nombreuses, et quand elles existent les résultats sont souvent extrêmement modestes par rapport aux bénéfices décrits par les patients. L'explication résiderait dans l'utilisation de doses de cannabis trop faibles pour observer un bénéfice clinique.

Une étude plus récente a été menée en Israël chez 279 malades atteints d'un cancer majoritairement métastatique qui utilisaient du cannabis médical prescrit par leur cancérologue : 60 % des patients ont signalé une augmentation de l'appétit, 44 % une réduction de l'anxiété et 70 % une amélioration du bien-être[17].

En cas de nausées et de vomissements

Quelle variété ?

- pour commencer, riche en THC et faible en CBD
- si nécessaire, équilibrée : THC 1 : 1 CBD

Quelle voie d'administration ?

- orale

Quelle forme ?

- huile, gélules

Témoignages de malades

Laurent, cancer, sous chimiothérapie

« Je suis sous chimiothérapie. Je cultive chez moi et je me fournis aussi en Suisse. Maintenant, je suis formidablement soulagé, mais ça m'a pris du temps avant de trouver les bonnes variétés. Certaines m'ont fait du bien, d'autres du mal. Il faut trouver sa variété. À chaque malade son cannabis... »

Thomas, récidive de cancer

« J'ai fait une première récidive de mon cancer et j'ai dû subir une grosse opération du dos. Entre la chimio et les douleurs liées à l'opération, je souffrais quasiment en permanence. J'ai pris du cannabis, qui m'a beaucoup aidé. Ça m'a permis d'arrêter notamment les médicaments antinauséeux, mais aussi la morphine, que je prenais à haute dose et qui me rendait somnolent, me faisant dormir jusqu'à quatre ou cinq heures par après-midi. Et puis, elle me rendait complètement dépendant, ce qui n'a pas été le cas quand j'ai arrêté le cannabis. Je fais attention à ne pas en prendre avant d'aller travailler ou de prendre le volant. »

Hélène, récidive de cancer du sein

« Je suis atteinte pour la troisième fois d'un cancer du sein, apparu il y a de nombreuses années. J'ai des métastases. J'ai des séances de chimiothérapie. Le cannabis m'a aidée d'une façon incroyable pour la douleur, le sommeil et l'anxiété. Particulièrement quand j'ai dû arrêter la morphine. C'est mon mari qui cultive du cannabis et le transforme en huile, que je prends en gouttes quatre ou cinq fois par jour. »

Les épilepsies sévères

Comprendre l'épilepsie sévère

L'épilepsie est une maladie du cerveau englobant différents symptômes, dont les plus spectaculaires sont les crises épileptiques. Les troubles cognitifs, du sommeil, du langage, du comportement et de l'humeur font partie intégrante de la maladie épileptique, la crise ne constituant que la partie émergée de l'iceberg. On estime qu'il existe une cinquantaine de maladies épileptiques, définies en fonction de l'âge du patient au moment où elles apparaissent, de leur cause sous-jacente et de la présentation clinique des crises qui y sont le plus fréquemment associées[18].

Environ 600 000 personnes souffrent d'épilepsie en France, et près de 50 % d'entre elles sont âgées de moins de 20 ans. L'épilepsie de l'enfant revêt un certain nombre de spécificités selon l'âge auquel commence la maladie.

Deux formes d'épilepsie sévère et rare de l'enfant sont soulagées par le cannabis : les syndromes de Dravet et de Lennox-Gastaut. Tous deux sont des formes résistantes aux traitements anticonvulsivants.

- Le syndrome de Dravet est une épilepsie grave qui commence avant l'âge de 12 mois et se manifeste par des crises convulsives (secousses musculaires avec perte de connaissance), souvent déclenchées par de la fièvre[19]. Les premières crises surviennent en général dans douze premiers mois de vie alors que le nourrisson se développe normalement. Ce syndrome entraîne la plupart du temps un retard de développement après l'âge de 2 ans. Les crises sont souvent de longue durée (15 à 30 minutes), et se répètent fréquemment.

- Le syndrome de Lennox-Gastaut apparaît le plus souvent chez les enfants âgés de 2 à 6 ans et se caractérise par des crises toniques (forme généralisée de l'épilepsie qui se manifeste par une perte de connaissance, une contraction tonique soutenue de l'ensemble des muscles) et des absences (rupture de contact associée à une fixité du regard avec un arrêt, puis une reprise de l'activité en cours).

Si l'épilepsie répond aux traitements médicamenteux dans 60 à 70 % des cas[20], un tiers des épilepsies sont résistantes aux traitements et, pour ces malades, l'expérimentation du cannabis à usage médical représente un espoir.

L'effet thérapeutique du cannabis

L'épilepsie figure parmi les plus anciennes utilisations médicales du cannabis. Les médecins des grandes civilisations le prescrivaient pour son effet bénéfique sur les crises épileptiques. L'histoire récente du cannabis montre que certains patients l'utilisent à titre personnel pour réduire la fréquence de leurs crises.

- En 1975 aux USA, un pharmacologue relate le cas d'un jeune homme de 24 ans atteint d'une épilepsie généralisée qui, malgré un traitement avec des médicaments conventionnels, n'arrive pas à contrôler sa maladie, et chez qui l'inhalation de cannabis permettra de réduire le nombre de crises[21].

- En 1997 au Canada, c'est l'histoire de Terrance Parker, 42 ans, épileptique qui consomme du cannabis pour contrôler ses crises et qui lutte pendant vingt ans pour la légalisation de son utilisation. Un juge lui accorde le droit d'utiliser légalement le cannabis à des fins médicales. C'est ce jugement qui conduira le gouvernement canadien à décider, en juillet 2001, de réglementer l'utilisation médicale du cannabis.
- En 2013 aux USA, c'est l'histoire de Charlotte Figi, racontée lors d'un reportage sur CNN. Charlotte est atteinte du syndrome de Dravet, une forme d'épilepsie pharmacorésistante sévère de l'enfant. Elle fait jusqu'à 300 crises par semaine depuis l'âge de 3 mois. Ses parents réussissent à convaincre les médecins de lui prescrire une variété de cannabis riche en cannabidiol (CBD) et pauvre en THC. Très rapidement, Charlotte passe à deux ou trois crises seulement par mois, reparle, marche et parvient même à faire du vélo.

Le cannabidiol et sa supposée efficacité contre l'épilepsie font l'objet de nombreux travaux de recherche depuis les années 1970. Des résultats ont montré une efficacité contre les crises convulsives de ce composé non psychoactif du cannabis dans des modèles in vitro et sur l'animal, mais on manquait de données fiables issues d'études solides chez l'homme.

Une étape a été franchie avec une étude internationale, publiée en 2017 et pilotée par une équipe américaine. L'essai a concerné cent vingt enfants et adolescents atteints du syndrome de Dravet et prenant, selon le cas, de un à cinq médicaments antiépileptiques qui ne suffisaient pas à empêcher la survenue des crises. Les enfants ont reçu pendant quatorze semaines soit un placebo, soit une solution de cannabidiol dosée à 20 mg par kilo de poids et par jour[22]. Dans le groupe traité par le cannabidiol, le nombre médian de crises est passé de 12,4 à 5,9 par mois, soit une baisse de 39 %, et trois enfants ont vu leurs crises disparaître totalement[23].

La même équipe a mené une étude en 2018, cette fois dans le cadre du syndrome de Lennox-Gastaut, sur 149 enfants et adultes âgés de 2 à 55 ans. Ils ont reçu soit un placebo, soit du cannabidiol, dosé pour certains à 10 mg par kilo de poids et par jour, et pour les autres à 20 mg par kilo de poids et par jour. Le nombre de crises observées a été significativement réduit dans les deux groupes[24] : 42 % dans le groupe cannabidiol 20 et 37 % dans le groupe cannabidiol 10.

Le cannabidiol donne donc de très bons résultats sur ces deux syndromes sévères et résistants aux traitements, mais il faut garder à l'esprit que les doses sont élevées et qu'il existe des effets indésirables : diarrhées, vomissements, fatigue, fièvre, somnolence… Le professeur Devinsky, auteur de ces deux études, conclut que, « globalement, la tolérance du cannabidiol est tout à fait favorable comparé aux traitements existants. Et les effets secondaires sont aussi présents, en moindre proportion, chez ceux qui ont reçu un placebo. »

Le cannabidiol pourrait avoir une efficacité dans les autres formes d'épilepsie pharmacorésistantes. Des études doivent être menées pour en préciser son efficacité. En juillet 2019, l'Agence européenne des médicaments a donné le feu vert à un médicament à base de cannabidiol, l'Epidyolex®, indiqué dans les syndromes de Dravet et de Lennox-Gastaut.

En cas d'épilepsie pharmacorésistante

Quelle variété ?

- riche en CBD et faible en THC
- si nécessaire, passer à une formule un peu plus riche en THC

Quelle voie d'administration ?

- sublinguale, orale

Quelle forme ?

- huile, gélules

Témoignages de malades

Clara, 9 ans, syndrome de Dravet

Atteinte du syndrome de Dravet, Clara a 9 ans et autant d'années de crises derrière elle malgré la prise de quatre traitements antiépileptiques. Après avoir essayé le cannabidiol, elle a très vite cessé d'avoir des crises généralisées. Elle est moins fatiguée, et ses phrases sont mieux construites.

Robin, 2 ans, syndrome de Dravet

Robin est irlandais. Il fait plusieurs crises épileptiques quotidiennes, jusqu'à vingt par jour, certaines pouvant durer plus d'une heure. La situation change complètement lorsque Robin et sa maman déménagent dans le Colorado (USA) à la suite d'une collecte de fonds leur permettant de bénéficier d'un traitement à base de cannabis (CBD) et encadré par un médecin. Pendant le traitement, les crises de Robin cessent complètement, et il n'est jamais hospitalisé. Quand lui et sa maman rentrent en Irlande, la ministre de la Santé irlandaise accepte leur demande de licence pour du cannabis médical.

Les soins palliatifs

Comprendre les soins palliatifs

L'Organisation mondiale de la santé (OMS) précise que les soins palliatifs sont une approche pour améliorer la qualité de vie des personnes malades et de leur famille quand elles sont confrontées aux problèmes liés à des maladies potentiellement mortelles. Les soins palliatifs sont pratiqués à domicile, à l'hôpital ou en institution (EHPAD, maisons de retraite, maisons d'accueil spécialisées).

Les malades en phase terminale présentent un nombre de symptômes important, dont l'intensité augmente au cours du temps : fatigue, douleur, anorexie, cachexie, anxiété, dépression et difficultés respiratoires[25]. L'objectif des soins palliatifs est de soulager la douleur physique, de soulager ou d'atténuer les autres symptômes (anxiété, nausées, difficultés respiratoires...) et de prendre en charge la souffrance psychologique, sociale et/ou spirituelle des patients et de leur entourage. Tout cela fait appel à des approches médicamenteuses (morphiniques, neuroleptiques...) et non médicamenteuses (accompagnement psychologique, kinésithérapie, musicothérapie...).

La difficulté de contrôler ces symptômes et les effets secondaires importants rencontrés avec les médicaments opioïdes a encouragé la recherche d'autres stratégies thérapeutiques, comme le cannabis.

L'effet thérapeutique du cannabis

Malgré le faible nombre d'études réalisées sur le cannabis et les obstacles réglementaires, son utilisation en soins palliatifs est de plus en plus fréquente[26]. Ses principales indications sont la douleur, l'anxiété, la dépression, l'insomnie, l'anorexie et la spasticité. Il a également démontré une réduction de la prise des médicaments morphiniques.

S'il est reconnu pour son efficacité sur la douleur, une étude israélienne menée sur 3 000 patients atteints de cancer a montré une amélioration significative sur les autres symptômes, comme les troubles du sommeil (présents chez 70,8 % des malades), la fatigue (55,9 %), l'anxiété et la dépression (74,1 %), ainsi que les nausées et les vomissements (54,7 %)[27]. Ces patients sont 66 % à rapporter une amélioration significative des symptômes à un mois, et 51 %, à six mois. Avant l'administration de cannabis, seuls 18,7 % des patients signalaient une bonne qualité de vie ; après six mois de traitement, ils étaient 69,5 %. Par ailleurs, 36 % des patients ont arrêté la prise de médicaments opioïdes et seulement 20 % ont arrêté le cannabis, dont 19 % à cause d'effets secondaires.

En soins palliatifs

Quelle variété ?

- pour commencer, une formule équilibrée : THC 1 : 1 CBD
- si nécessaire, augmenter les doses de THC

Quelle voie d'administration ?

- orale ou inhalée

Quelle forme ?

- huile, gélules, fleurs séchées

Comment doser ?

- commencer et augmenter lentement

La sclérose en plaques

Comprendre la sclérose en plaques

La sclérose en plaques touche environ 110 000 personnes en France. C'est la deuxième cause de handicap acquis de l'adulte jeune. Cette maladie chronique invalidante se manifeste le plus souvent entre 20 et 40 ans, et les femmes sont plus souvent concernées que les hommes. Il s'agit d'une maladie auto-immune inflammatoire, qui résulte d'une anomalie du système immunitaire. Celui-ci attaque la gaine de myéline, c'est-à-dire la gaine qui entoure les fibres nerveuses composant le système nerveux central et qui joue un rôle majeur dans la propagation de l'influx nerveux.

La maladie évolue par poussées successives tous les deux ans environ chez la majorité des patients[28]. Les poussées peuvent laisser des séquelles. Dans 40 % des cas, des symptômes et des signes neurologiques persistent après les poussées, aboutissant à la constitution d'un handicap irréversible. Dans un second temps de l'évolution de la maladie (chez 50 % des patients dans les dix ans, et 70 % dans les vingt ans), plus aucune poussée ne se produit, laissant place à une aggravation progressive du handicap neurologique[29].

La particularité cette maladie est la multiplicité de ses symptômes. Ils varient en fonction de la région du système nerveux qui est touchée. Il existe deux types de symptômes : les symptômes visibles (troubles moteurs, troubles de l'équilibre, spasticité, troubles de la vision) et les symptômes invisibles (fatigue, douleurs, troubles sensitifs, troubles urinaires…).

L'atteinte de la moelle épinière est la principale responsable de la spasticité, parfois douloureuse, des membres inférieurs et des douleurs neuropathiques. Elle peut aussi affecter les personnes atteintes d'infirmité motrice cérébrale (IMC), les blessés médullaires (paraplégiques) et les hémiplégiques (AVC).

Douleurs

Les douleurs sont un des symptômes invisibles les plus fréquents, affectant jusqu'à 86 % des personnes atteintes à un moment ou l'autre de la maladie. Elles peuvent être de localisations très variées, mais sont majoritairement neurologiques : sensations anormales, spontanées ou déclenchées par la stimulation cutanée, à type de brûlures, échauffements, décharges électriques, ruissellements, sensations d'étau, fourmillements ou picotements… Leur fréquence augmente avec l'âge, la durée d'évolution et la sévérité des troubles. Elles ont de graves répercussions sur la qualité de vie des personnes atteintes (troubles du sommeil, fatigue et dépression) et peuvent avoir un fort impact sur la vie professionnelle et sociale.

Comme ces douleurs sont liées à une atteinte du système nerveux central, seuls les médicaments qui agissent sur ce dernier pourront être efficaces. Le traitement médicamenteux des douleurs neurologiques repose ainsi essentiellement sur les psychotropes, en particulier les antiépileptiques et les antidépresseurs, des traitements qui ont souvent un effet sédatif.

Spasticité

La spasticité est une des principales atteintes motrices, souvent associée à la faiblesse musculaire. Elle se manifeste par trois symptômes :

- la raideur musculaire liée à la mise en tension des muscles ;

- l'exagération des réflexes ;
- des spasmes (contractions brèves et involontaires des muscles douloureux).

La spasticité peut être diminuée par des étirements réalisés par un kinésithérapeute ou par le malade lui-même.

Il existe plusieurs médicaments antispastiques, mais leur efficacité est faible, et leurs effets secondaires, nombreux. Des injections intramusculaires de toxine botulique[30] peuvent apporter un réel bénéfice. Elles sont à renouveler régulièrement tous les trois à six mois.

L'effet thérapeutique du cannabis

Le cannabis a démontré un soulagement de la douleur et des contractures douloureuses dans la sclérose en plaques. Son utilisation après échec des médicaments opiacés, des antiépileptiques et des antidépresseurs permet en général aux malades de reprendre leurs activités antérieures sans effets secondaires.

La plupart des études scientifiques sur les cannabinoïdes et la spasticité ont été réalisées pour le Sativex®, médicament extrait du cannabis et qui dispose en France d'une autorisation de mise sur le marché (AMM) délivrée en 2014. Pourtant, il n'est toujours pas commercialisé, faute d'accord sur le prix entre le laboratoire pharmaceutique et les autorités de santé.

La particularité du Sativex® est sa composition et sa formulation. Il est composé de deux extraits du cannabis-plante, le THC et le CBD, formulés sur un ratio THC 1 : 1 CBD, ce qui signifie que le rapport de dose entre ces deux actifs est équilibré. Il est indiqué dans le traitement des symptômes liés à une spasticité modérée à sévère due à une sclérose en plaques chez des patients adultes n'ayant pas suffisamment répondu à d'autres traitements antispastiques. Il est administré en spray sous la langue.

En moyenne, 40 % des patients répondent au Sativex® avec une diminution de plus de 30 % du score de spasticité (contre 22 % pour le placebo)[31]. Ce médicament améliore aussi la mobilité, les troubles du sommeil, les troubles urinaires et les activités de la vie quotidienne, autant d'éléments qui contribuent à un meilleur confort de vie pour les patients. Dans les formes de spasticité résistantes, la prise de Sativex® chez des patients répondeurs, en association aux autres traitements antispastiques, a amélioré significativement le nombre de patients qui présentaient une réduction de leur spasticité (77 % contre 32 % dans le groupe placebo) et de la douleur[32]. Au Canada, le Sativex® est disponible comme traitement d'appoint pour le soulagement de la douleur neuropathique chez l'adulte atteint de sclérose en plaques.

Le nombre d'études sur la spasticité ayant été réalisées avec le cannabis-plante est faible. Une étude réalisée au Royaume-Uni mérite d'être citée. Elle a été menée sur 279 patients atteints de sclérose en plaques qui souffraient de spasticité, de douleurs et de troubles du sommeil. Ces patients ont été répartis en deux groupes, placebo et cannabis médical. Ce dernier était administré par voie orale, sous forme de gélules contenant chacune 2,5 mg de THC et entre 0,8 et 1,8 mg de CBD. La dose était augmentée progressivement jusqu'à l'apparition d'effets secondaires, jusqu'à un maximum de 25 mg de THC par jour. L'étude a montré au bout de douze semaines une amélioration subjective de la raideur musculaire, des spasmes et des douleurs[33].

Pour les autres études réalisées avec du cannabis médical, les méthodologies utilisées sont encore trop peu rigoureuses, et donc pas interprétables. Une fois de plus, il est indispensable que des études soient menées sur la spasticité douloureuse avec un nombre de patients plus important et une méthodologie rigoureuse. Ces études devront évaluer le cannabis médical à base de plantes, en étudiant différentes variétés, différentes présentations et différentes voies d'administration.

Dans les douleurs spastiques

Quelle variété ?

- une formule équilibrée THC 1 : 1 CBD

Quelle voie d'administration ?

- orale ou inhalée

Quelle forme ?

- huile, gélules, fleurs séchées

Témoignages de malades

Isabelle, sclérose en plaques

« Je souffre de douleurs neuropathiques, comme si on m'enfonçait des lames de couteau dans la cuisse et la jambe. Le cannabis me fait passer les douleurs plus rapidement que les antalgiques opiacés, et surtout sans fatigue ni effets secondaires. Je fume des fleurs séchées que je cultive dans mon appartement avec des lampes à UV. J'ai choisi une variété dont les taux de THC et CBD sont connus. Ma variété a un ratio THC:CBD de 1:1. Pour la spasticité, je prends de l'huile de CBD le soir, qui détend mes muscles. Je dors mieux la nuit, je ne me réveille plus pour aller aux toilettes. Quand je n'en ai plus, mon sommeil se dégrade et ma spasticité reprend. »

Alain, polytraumatisé

« Après un grave accident de la route, j'ai passé un an à l'hôpital et pris des traitements lourds pour calmer les douleurs et la spasticité des membres inférieurs. J'ai commencé à consommer du cannabis à l'hôpital, initié par d'autres usagers. Je me suis sevré petit à petit des médicaments antalgiques au profit du cannabis, qui est tout aussi efficace et dont les effets secondaires sont bien moins gênants. Aujourd'hui, je consomme du cannabis sous forme de vaporisation, car cela m'a permis de ne plus utiliser de tabac. Je sélectionne aussi les variétés pour leurs effets sédatifs et relaxants. Je dors bien mieux, je suis moins fatigué, j'ai meilleur appétit et je suis de bien meilleure humeur. »

Jeanne, sclérose en plaques

« Je fume du cannabis, seul antidouleur et antispastique efficace. Il m'aide à marcher. Si on me l'enlève, je ne vis plus ! J'ai le sentiment d'avoir des barbelés qui tournent continuellement dans ma jambe. Ça me déchire les chairs. Avec une sensation d'étau au niveau des hanches. Grâce au cannabis, j'ai pu arrêter tous mes antidouleurs et mes traitements antispastiques (vingt comprimés par jour au total), qui ne me soulageaient que partiellement et m'avaient fait prendre du poids. C'est mon père qui m'en a apporté. Ça a été magique... tout a disparu. Par la suite, j'ai mis du temps à trouver une variété qui marchait, mais maintenant que c'est fait, je la cultive pour être sûre d'avoir toujours le même effet. Au début, j'avais des effets psychotropes. Avec le temps, ils se sont estompés. »

Olivier, polytraumatisé

« À 30 ans, j'ai eu un très grave accident de moto. J'ai des douleurs osseuses et musculaires permanentes. Toutes ces douleurs sont amoindries, voire évincées, grâce au cannabis. J'ai pu arrêter ou presque mon cocktail d'antalgiques et sortir des effets secondaires. J'utilise le cannabis sous différentes formes : huile et fleurs. Les fleurs, je les vaporise avec un appareil pour éviter l'ajout de tabac. Ça me soulage vraiment, et il n'y a pas d'effets secondaires. Je ne me vois pas m'en passer. Je vaporise avant de dormir, car cela me permet de passer la nuit : sinon, j'ai beaucoup trop mal. Je ne ressens aucun effet planant, aucun effet défonce. »

Les risques associés

- Quels sont les principaux effets secondaires du cannabis médical ?
- Quelles sont ses précautions d'emploi ?
- Quelles sont ses contre-indications ?

Lorsqu'on aborde les risques associés à la consommation de cannabis, il faut bien mettre en perspective l'usage qui en est fait et différencier le cannabis récréatif du cannabis médical. Le cannabis consommé à des fins récréatives est habituellement vendu dans la rue par des dealers. La finalité de ce cannabis est de créer l'effet psychoactif le plus intense possible. La composition en actifs ainsi que la provenance du cannabis sont inconnues du consommateur comme du dealer. Il s'agit en général de variétés riches, voire très riches, en THC, avec des effets psychoactifs très puissants. Souvent, le cannabis a été coupé avec des matières impures, qui peuvent être toxiques et provoquer des effets secondaires inattendus.

Le cannabis médical s'inscrit dans une tout autre logique. Il s'adresse à des malades, la plupart du temps atteints d'une pathologie sévère, que le médecin cherche à soulager de leurs symptômes. Il peut aussi vouloir contrôler leur maladie. La culture, la récolte et l'extraction des produits qui sont délivrés ont suivi un processus extrêmement rigoureux, comparable à celui du médicament. La composition en actifs est connue, et l'origine des produits est parfaitement traçable. Pour ces malades, l'objectif de la prise en charge médicale est de maximiser le bénéfice thérapeutique et de minimiser les effets non souhaités, comme les effets psychoactifs. S'ils sont recherchés dans le cannabis récréatif, ils sont à minimiser dans le cannabis médical, d'où l'intérêt d'avoir à disposition des produits avec des ratios THC:CBD différents pour gérer à la fois les effets thérapeutiques du cannabis et ses effets secondaires. La présence de cannabidiol (CBD), qui est intéressante à plus d'un titre, limite les effets psychoactifs du THC.

C'est tout le sens de l'évaluation qui sera faite par le médecin lors de la première consultation, dans l'objectif d'évaluer le bénéfice-risque d'une prescription de cannabis. Face à une maladie sévère, un certain niveau de risque ou d'effets secondaires peut être acceptable si le cannabis procure un réel bénéfice au patient.

De façon générale, le cannabis est un produit sûr : il est moins dangereux pour la santé que le tabac, l'alcool et un certain nombre de médicaments. Pour certaines catégories de malades, pour les enfants, les adolescents et les femmes enceintes ou allaitantes, il présente toutefois certains risques à court et à long terme pour la santé qu'il est important de connaître. Ces risques seront généralement liés aux effets directs du THC.

Nous allons passer en revue les effets secondaires du cannabis, ses contre-indications et les précautions à employer, ainsi que ses interactions médicamenteuses. Ils feront l'objet d'une discussion avec votre médecin avant la première prescription.

Les effets secondaires

Les effets secondaires du cannabis ont été évalués dans le cadre de plusieurs études cliniques. Elles ont montré, lors d'un suivi sur un an avec un groupe contrôle ne prenant pas de cannabis, que le risque de développer des effets secondaires sérieux, entraînant l'arrêt du traitement, était identique dans les deux groupes. Cela montre l'innocuité du cannabis[1-2]. Les utilisateurs de cannabis médical avaient toutefois un risque plus élevé de développer des effets secondaires légers à modérés, n'entraînant pas l'arrêt du traitement.

Le premier groupe d'effets secondaires connu est directement lié à la concentration en THC. Il s'agit des effets qui rendent l'utilisateur *stoned, high.* La prescription de cannabis médical a pour ambition de minorer ces effets. Le THC augmente la sociabilité et la sensibilité à certains stimuli, tels que la musique ou les couleurs. La perception du temps et de l'espace est modifiée, et l'appétit pour les aliments sucrés et gras est exacerbé. À cela s'ajoute une sensation de relaxation et d'expérience agréable[3].

Ces effets agréables s'assortissent d'un ensemble d'effets secondaires directement liés au taux sanguin de THC : somnolence, vertiges, bouche sèche, anxiété, euphorie, paranoïa, psychose, tachycardie, hypotension orthostatique, temps de réaction ralenti, maux de tête, douleurs abdominales, vision floue, yeux rouges, troubles de la mémoire à court terme, dépression[4]. En cas de taux sanguin de THC très élevé, la personne peut développer une crise de panique, des pensées paranoïaques et des hallucinations visuelles, auditives, sensitives et olfactives.

Le CBD aussi est responsable d'effets secondaires. À dose standard, il provoque bouche sèche, somnolence, légers étourdissements, hypotension et fatigue. À dose élevée (20 mg/kg), comme on peut l'observer avec l'Epidyolex®, il peut entraîner des diarrhées, des vomissements, de la fatigue, de la fièvre et des anomalies du bilan biologique hépatique[5-6].

Le délai d'apparition de ces effets secondaires dépend de la voie d'administration utilisée. Dans le cas de la vaporisation, les effets peuvent survenir dans les secondes ou les minutes qui suivent, et peuvent durer jusqu'à 24 heures. Dans le cas d'une utilisation orale (gélules, capsules...), les effets du cannabis peuvent apparaître dans les 2 à 4 heures après ingestion. L'élimination s'effectue généralement en 8 heures, mais les effets peuvent durer jusqu'à 72 heures.

La dépendance

La dépendance au cannabis est connue, mais il faut rappeler qu'elle est moindre que celle observée avec certains médicaments, comme les benzodiazépines (médicaments anxiolytiques et/ou hypnotiques) ou les opioïdes (médicaments antalgiques). En 1998, le rapport du professeur Bernard Roques a classé les stupéfiants en fonction de leur dangerosité. La dépendance physique et psychique du cannabis a été classée comme faible, et sa toxicité générale a été classée comme très faible.

Dangerosité des drogues
(rapport du professeur Bernard Roques, juin 1998)

	Héroïne (opioïdes)	Cocaïne	MDMA	Psycho-stimulants	Alcool	Benzodiazépines	Cannabinoïdes	Tabac
Dépendance physique	très forte	faible	très faible	faible	très forte	moyenne	faible	forte
Dépendance psychique	très forte	forte mais intermittente	?	moyenne	très forte	forte	faible	très forte
Neurotoxicité	faible	forte	très forte (?)	forte	forte	0	0	0
Toxicité générale	forte[1]	forte	éventuellement forte	forte	forte	très faible	très faible	très forte
Dangerosité sociale	très forte	très forte	faible (?)	faible (exceptions possibles)	forte	faible[2]	faible	(cancer)
Traitements substitifs ou autres existants	oui	oui	non	non	oui	non recherché	non recherché	0 oui

1. Pas de toxicité pour la méthadone et la morphine en usage thérapeutique.
2. Sauf conduite automobile et utilisation dans des recherches de « soumission » ou« d'autosoumission » où la dangerosité devient alors très forte.

Effets sur le cerveau

Chez les utilisateurs réguliers de cannabis, il a été montré une modification de la structure et du fonctionnement du cerveau. Le THC, molécule qui se concentre dans les tissus graisseux, dont le cerveau, réduirait le volume de matière grise du cerveau mais augmenterait la connexion entre les neurones[7].

Par ailleurs, on observe une réduction de la libération de dopamine, neurotransmetteur qui joue un rôle clé sur les performances cognitives. Cette baisse de dopamine pourrait expliquer les troubles de mémoire et de concentration observés chez les consommateurs réguliers[8]. C'est pour cette raison que la consommation du cannabis à titre récréatif présente des risques, notamment chez les adolescents et les jeunes adultes.

Dans le cadre d'une utilisation médicale, le médecin devra faire un suivi de l'impact du cannabis sur les fonctions cognitives, et toujours mettre en perspective le bénéfice-risque.

Les contre-indications

Les deux contre-indications à l'usage du cannabis médical portent sur la femme enceinte et sur la femme allaitante. Les effets reconnus du THC sur la croissance et le développement cérébral du fœtus justifient la mise en place d'une contraception efficace chez toute femme en âge de procréer.

La grossesse

Plusieurs études ont confirmé une corrélation entre la consommation de cannabis durant la grossesse, un retard de croissance, un faible poids du bébé à la naissance, des conséquences sur son développement cérébral et une vulnérabilité aux infections[9-10]. Une récente étude réalisée chez l'animal a montré que le THC traverse le placenta et qu'il altère son fonctionnement. Étant donné le rôle essentiel joué par le placenta dans le transport de l'oxygène et des nutriments de la mère au fœtus, toute modification de la fonction placentaire affecte et ralentit la croissance du fœtus.

L'exposition régulière à une faible dose de THC, équivalente à une consommation quotidienne de cannabis, pendant la grossesse a entraîné une réduction de 8 % du poids de naissance et une diminution de la croissance du cerveau et du foie de plus de 20 %[11].

Une étude canadienne a montré que la consommation de cannabis durant la grossesse doublait le risque d'accouchement prématuré : 12 % des consommatrices de cannabis ont accouché avant la 37e semaine, alors que les non-consommatrices dans le même cas ne sont que 6 %[12].

L'allaitement

Lors de l'allaitement, l'actif psychoactif du cannabis, le THC, se concentre dans le lait, passe chez le nourrisson et met six jours à être éliminé. Pendant ce temps, il est stocké dans les tissus graisseux, notamment le cerveau du bébé. Les risques portent donc sur la croissance à long terme du bébé et sur son neurodéveloppement[13].

Compte tenu des risques pour le bébé et des bénéfices santé de l'allaitement, il est vivement conseillé d'interrompre l'utilisation du cannabis pendant l'allaitement. En cas d'impossibilité, il faudra renoncer à ce dernier.

Les précautions d'emploi

Quand on consomme du cannabis médical, il est important de respecter ces précautions d'emploi :

- éviter de conduire un véhicule, d'utiliser une machine ou d'avoir une activité qui pourrait être dangereuse, en cas de somnolence, de vertiges ou de perte de vigilance ;
- éviter de consommer de l'alcool ou des médicaments dépresseurs du système nerveux central (benzodiazépines, barbituriques, opioïdes, antihistaminiques, relaxants musculaires).

Chez les patients atteints d'une maladie cardiaque ou pulmonaire sévère, le cannabis devra être utilisé avec prudence en raison du risque d'hypotension, de tachycardie réflexe et de syncope provoqué par la consommation de produits riches en THC.

Chez les patients qui souffrent d'une atteinte de la fonction rénale ou hépatique, l'effet du cannabis médical pourrait être augmenté ou prolongé.

Chez les patients qui prennent des médicaments sédatifs (anxiolytiques ou hypnotiques) ou des antalgiques opiacés, les effets psychoactifs du THC peuvent augmenter.

Enfin, le cannabis devrait être utilisé avec prudence chez les patients qui ont des antécédents personnels ou familiaux de troubles psychotiques (schizophrénie). En effet, des études ont montré que le cannabis pouvait être un facteur d'aggravation. Une formulation riche en CBD pourrait, dans ce cas, être une alternative intéressante compte tenu des effets anxiolytiques et antipsychotiques du CBD[14].

Les mêmes précautions doivent s'appliquer pour les personnes souffrant de troubles bipolaires, le cannabis pouvant être un facteur d'aggravation.

Conduite automobile

En 2017 en France, 23 % des personnes décédées sur la route ont été tuées dans un accident impliquant un conducteur sous l'emprise de stupéfiants[15]. La consommation de cannabis affecte la vigilance et altère les capacités de conduite. Il a été démontré que le risque d'avoir un accident de voiture était approximativement multiplié par deux sous l'emprise du cannabis[16].

Des équipes de l'hôpital Raymond-Poincaré (Garches), de l'INSERM et de l'université de Versailles-Saint-Quentin-en-Yvelines ont mené une étude française, nommée Vigicann, afin d'évaluer l'impact du cannabis sur le temps de réaction de trente fumeurs chroniques et occasionnels[17]. Des tests de vigilance et de performance de conduite ont été effectués sur simulateur. Des tests sanguins ont également été réalisés. Pour une même dose consommée, les temps de réaction ont été significativement allongés sous cannabis (par rapport au placebo), de manière plus importante avec une dose de 30 mg qu'avec une dose de 10 mg, et plus chez les fumeurs occasionnels que chez les fumeurs chroniques. La consommation de cannabis entraîne une augmentation rapide du THC dans le sang, ce qui allonge le temps de réaction. L'effet maximal du cannabis sur les performances de conduite dépend uniquement du mode de consommation du fumeur. Ces effets sont plus marqués chez les fumeurs occasionnels que chez les fumeurs chroniques. Ils sont maximaux environ cinq heures après consommation, et durent plus longtemps chez les fumeurs occasionnels (environ 13 heures) que chez les fumeurs chroniques (environ 8 heures).

Ainsi, le temps de réaction est allongé de 27 % chez les fumeurs occasionnels contre 11 % chez les fumeurs chroniques ; leur imprégnation accrue ne semble donc pas avoir de conséquences plus marquées sur les réflexes. Par ailleurs, l'altération des performances de conduite était constatée jusqu'à 13 heures après la consommation chez les fumeurs occasionnels, quand elle se dissipait au bout de 8 heures chez les consommateurs réguliers. Ces résultats montrent que la consommation de cannabis fumé conduit à une augmentation rapide du THC dans le sang des fumeurs, à l'origine d'un allongement de leur temps de réaction et d'une modification de leurs performances de conduite. Les effets sont plus prononcés et durent plus longtemps chez les fumeurs occasionnels que chez les fumeurs chroniques, notamment à cause du phénomène d'accoutumance.

Interactions médicamenteuses

Certains médicaments sont capables de renforcer ou d'atténuer les effets du cannabis, et notamment ceux du THC. À l'inverse, le cannabis peut augmenter ou diminuer l'action de certains médicaments.

Les interactions médicamenteuses avec le cannabis sont encore mal connues, et on peut s'attendre à ce qu'elles varient en fonction des ratios de TH:CBD et des voies d'administration. On retiendra surtout le renforcement de l'effet sédatif obtenu avec d'autres substances psychotropes (alcool, benzodiazépines) et l'interaction avec des substances qui agissent sur le cœur (amphétamines, adrénaline, atropine, bêtabloquants, diurétiques, tricycliques, antidépresseurs...)[18]. Dans tous les cas, votre médecin évaluera avec vous, lors de la première prescription de cannabis médical, le risque d'interaction médicamenteuse avec votre traitement médicamenteux.

Principales classes de médicaments et produits avec lesquels le cannabis peut interférer[19]

Interaction avec le cannabis	**Classe de médicaments ou d'actifs**	**Commentaires**
Augmente l'activité ou la toxicité des produits associés au cannabis	Antalgiques opioïdes	Majore l'effet de sédation Augmente le risque de dépression respiratoire
	Cannabinoïdes pharmaceutiques	Augmente le risque d'effets psychotiques
	Inhibiteurs du système nerveux central : • anxiolytiques, hypnotiques, neuroleptiques, antidépresseurs, relaxants musculaires • antihistaminiques	Augmente l'effet sédatif et le risque de dépression respiratoire
	Alcool	Augmente l'absorption des cannabinoïdes Majore la dépression du système nerveux central
	Sildénafil (Viagra®, Revatio®)	Augmente le risque d'infarctus du myocarde

Augmente les effets du cannabis	Tabac	L'utilisation du cannabis fumé avec du tabac augmente la fréquence cardiaque et le taux de monoxyde de carbone
	Médicaments inhibiteurs des cytochromes CYP2C9 et CYP3A4[20] : certains antidépresseurs, inhibiteurs de la pompe à protons, macrolides, antifongiques, inhibiteurs calciques, inhibiteurs de la protéase du VIH, amiodarone et isoniazide	Risque d'augmentation des concentrations de THC ainsi que de ses effets secondaires
Réduit les effets du cannabis	Médicaments activateurs des cytochromes CYP2C9 et CYP3A4 : rifampicine, carbamazépine, phénobarbital, phénytoïne, primidone, rifabutine, troglitazone ; millepertuis	Risque de baisse des concentrations de THC et de son efficacité

L'avenir du cannabis médical, les voies de recherche

- Quelles sont les principales propriétés du cannabis ?
- Quelles sont les recherches en cours ?
- Quelles sont ses indications potentielles ?

La recherche sur le cannabis est en pleine effervescence. Trois grands axes mobilisent aujourd'hui les chercheurs :

- l'identification et la caractérisation des nombreux actifs qui composent le cannabis (on en compte plus de 500) ;
- la compréhension des multiples effets du cannabis sur la santé ;
- l'évaluation de l'efficacité et de la tolérance du cannabis sur différentes maladies ou symptômes (les maladies reconnues qui font l'objet de l'expérimentation en France et les maladies de demain, sur lesquelles l'efficacité du cannabis reste à démontrer).

Les universités, les académies scientifiques et les gouvernements des principaux pays engagés dans le cannabis médical se mobilisent pour comprendre et évaluer le formidable potentiel que recèle l'utilisation médicale du cannabis. Ces initiatives sont de plus en plus souvent soutenues par les entreprises productrices de cannabis médical.

Au Canada, à l'université McGill de Montréal, une soixantaine de chercheurs sont réunis depuis 2019 dans un nouveau centre afin d'étudier cette plante. Au Royaume-Uni, le Royal College of Psychiatrists soutient une étude de deux ans (Project Twenty21) qui portera sur 20 000 patients, la plus grande étude de ce type en Europe. Dans le monde, 909 études scientifiques sont actuellement déclarées comme en cours[1]. Ce sont majoritairement des études réalisées en Amérique du Nord (587) et en Europe (167), dont 37 en France. Au Moyen-Orient, 42 études sont enregistrées, dont 37 en Israël. Parmi les sujets de ces études ressortent les troubles psychiatriques, la douleur, les manifestations neurologiques, les troubles du système immunitaire et les infections à VIH, les maladies infectieuses, les maladies respiratoires et digestives.

Les nouveaux cannabinoïdes

Si le THC et le CBD, phytocannabinoïdes dits majeurs, ont déjà fait l'objet de nombreuses études pour dévoiler leur structure chimique, leurs actions sur le système endocannabinoïde et leur potentiel thérapeutique, le cannabis recèle encore un grand nombre d'actifs à explorer. Parmi ceux-ci, ce sont les phytocannabinoïdes dits mineurs, comme le CBG, le CBC et le CBN qui restent les moins étudiés, ainsi que les terpènes (ils sont les constituants principaux des arômes et des odeurs) et les flavonoïdes (ils donnent à la plante sa couleur). Une meilleure compréhension de ces actifs et de leurs effets thérapeutiques permettrait aux chercheurs de développer de nouveaux agents thérapeutiques.

Au sein des phytocannabinoïdes, le cannabigérol (CBG), découvert dans les années 1960, est le précurseur à partir duquel tous les autres cannabinoïdes sont synthétisés. Ce profil original mobilise de nombreux chercheurs qui espèrent développer, sur le modèle du CBG, de nouvelles molécules antalgiques, anti-inflammatoires, antibactériennes, neuroprotectrices et antitumorales. Le gouvernement américain vient d'ailleurs de lancer une nouvelle étude sur les propriétés antalgiques des phytocannabinoïdes mineurs, dont le CBG.

Les effets du cannabis médical

Les effets du cannabis sont nombreux. Les plus connus et les plus étudiés ont fait l'objet d'une reconnaissance dans le cadre de l'expérimentation française :

- antivomitif, antinauséeux ;
- antidouleur ;
- augmentation de l'appétit et augmentation du goût ;
- myorelaxant (qui réduit la tonicité du muscle) et antispastique (qui réduit les spasmes musculaires) ;
- anticonvulsivant.

D'autres effets thérapeutiques, moins connus et moins étudiés, méritent qu'on s'intéresse à eux :

- antipsychotique et anxiolytique (CBD) ;
- baisse de la pression oculaire (CBD) → intérêt dans le glaucome (maladie dégénérative du nerf optique qui entraîne une perte progressive de la vision) ;
- sédatif (THC) ;
- psychoactif (THC, CBD) → intérêt dans la dépression ;
- anti-inflammatoire (THC, CBD) → intérêt dans les maladies inflammatoires chroniques intestinales ;
- vaso- et broncho-dilatation (THC) ;
- neuroprotecteur et antioxydant (CBD, THC) ;
- antitumoral (qui lutte contre les tumeurs).

Zoom sur les effets antitumoraux

Beaucoup d'articles ont relayé les effets anticancéreux du cannabis. Des études ont montré un effet sur la croissance tumorale dans des modèles animaux de cancer[2]. L'effet antitumoral, antiprolifératif, a été évalué sur les gliomes (tumeur cancéreuse du cerveau) sur plus de 2 000 publications. Toutes ces études sont expérimentales. Elles ne permettent pas de conclure à une efficacité clinique chez l'homme[3].

Une autre revue de la littérature, plus récente, a examiné le potentiel des cannabinoïdes dans le traitement direct du cancer, toujours sur des études expérimentales précliniques[4]. Les phytocannabinoïdes, présents naturellement dans la plante de cannabis, inhibent la prolifération des cellules tumorales, bloquent l'afflux sanguin nécessaire à la tumeur et empêchent la propagation tumorale. D'autres données indiquent également qu'ils pourraient améliorer la réponse immunitaire de l'organisme contre la croissance et la propagation des tumeurs.

Si ces études laissent espérer des résultats prometteurs pour le futur, il n'existe pas à ce jour de preuve suffisante pour affirmer ou réfuter l'effet antitumoral du cannabis. Des études plus approfondies et de plus grande envergure devront être menées pour évaluer cet effet chez l'homme.

Les indications futures

Les malades ont toujours une longueur d'avance avec le cannabis médical. Ils ouvrent de nouvelles portes, explorent de nouvelles utilisations et réalisent leurs propres expériences, puis ils les partagent avec leur communauté de malades et, parfois, avertissent leur médecin quand ils constatent un bénéfice réel.

Vous trouverez ci-dessous une cartographie des principales indications qui ont fait ou font l'objet d'expériences utilisateurs du cannabis. Certaines de ces indications ont été autorisées ou approuvées par des pays qui ont donné accès au cannabis médical. Dans tous les cas, aucune indication n'a encore fait l'objet d'un consensus médical. Les études scientifiques existantes sont trop peu nombreuses ou de mauvaise qualité. Tout reste à faire.

Cartographie des indications potentielles du cannabis à visée médicale

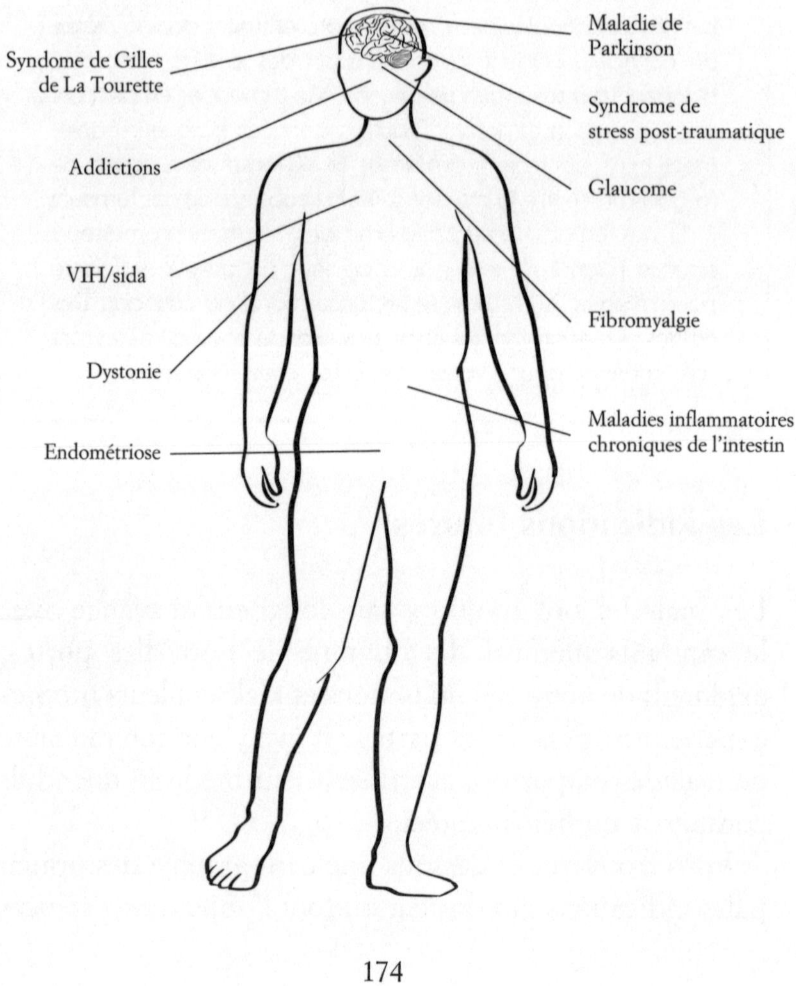

Cette liste n'est pas exhaustive ; vous trouverez d'autres utilisations sur les forums d'usagers ou d'associations de patients.

Le syndrome de Gilles de La Tourette

Indication approuvée en Israël, en République tchèque, en Italie, aux Pays-Bas…

Le syndrome de Gilles de La Tourette est un trouble neurologique, parfois héréditaire, commençant dans l'enfance et caractérisé par des tics, moteurs et vocaux. Il n'existe pas de traitement pour cette maladie. Deux études avec une bonne méthodologie ont évalué l'efficacité du cannabis, mais les résultats ont été très modestes[5]. Si le cannabis n'a pas apporté de preuve d'efficacité, il pourrait toutefois réduire les tics par le biais de son action sur l'anxiété.

La maladie de Parkinson

Indication approuvée en Israël et dans certains États des USA

La maladie de Parkinson est consécutive à une perte des neurones impliqués dans le contrôle du mouvement. Elle se caractérise surtout par des symptômes moteurs : lenteur du mouvement, tremblements de repos, rigidité musculaire et instabilité posturale. Environ 200 000 patients sont atteints de cette maladie en France.

Le cannabis est utilisé par certains malades pour soulager la douleur associée aux troubles moteurs (86 % des patients déclarent des douleurs fréquentes)[6], pour réduire la raideur musculaire, les tremblements et les troubles du sommeil, et pour améliorer la qualité de vie.

Les études cliniques réalisées sont peu nombreuses et de faible envergure. Les résultats restent contradictoires, avec dans certaines études une amélioration, et dans d'autres l'absence d'amélioration par rapport au placebo[7]. De nouvelles études de plus grande envergure sont donc nécessaires pour objectiver l'efficacité du cannabis dans ce cas. Il est à noter que l'hôpital de Marseille vient de lancer une étude clinique auprès d'une vingtaine de malades volontaires atteints de la maladie de Parkinson. Cette étude vise à évaluer l'action du cannabis délivré par un vaporisateur sur les symptômes de la maladie (problèmes de motricité, raideurs, anxiété…).

La dystonie

La dystonie est une maladie neurologique entraînant un trouble du tonus musculaire. Les personnes atteintes de dystonie souffrent de contractions involontaires des muscles, qui se traduisent par des postures anormales, des torsions et des mouvements anormaux. La dystonie peut être très handicapante et douloureuse, et perturber les mouvements du quotidien. Environ 45 000 patients en souffrent dans notre pays.

Il n'existe pas de traitement qui guérisse cette maladie, seulement des traitements symptomatiques. Le cannabis peut avoir un effet complémentaire à ces traitements, mais trop peu d'études ont été menées et sur de trop petits effectifs pour objectiver une efficacité[8].

La fibromyalgie

La fibromyalgie est une maladie rhumatologique, responsable de douleurs diffuses, de fatigue et de troubles du sommeil. Le traitement est symptomatique, et des malades ont rapporté une amélioration des symptômes avec le cannabis, notamment sur le soulagement de la douleur, la qualité du sommeil, la dépression et l'anxiété[9].

Une fois de plus, le niveau de preuve scientifique ne permet pas de conclure à une efficacité du cannabis chez les malades atteints de fibromyalgie. Des études doivent être mises en place[10].

Témoignages de malades

Jean, fibromyalgie

« Après des années de douleur et de médicaments lourds en effets secondaires je me suis intéressé au cannabis. Soulagé, j'ai pu supprimer les antidépresseurs, diminuer les antiépileptiques et réduire les effets secondaires. Dans la journée, j'utilise des gouttes de THC et de CBD que je commande en Espagne, et le soir je vaporise. Ma qualité de vie est bien meilleure. »

Valérie, syringomyélie

« Je souffre depuis plusieurs années. La découverte de ma maladie a été tardive. J'ai des douleurs neuropathiques sévères. C'est comme si je sautais dans un champ d'orties, avec le sentiment qu'on m'arrache les membres et une impression de brûlure. Pendant près de cinq ans, j'ai pris des antidouleurs aux doses maximales. Quand les symptômes étaient au max, je prenais de la morphine. Je suis vite devenue dépendante, alors que les effets antalgiques s'estompaient. Et puis, on m'a fait essayer le cannabis. J'avais peur des effets secondaires et j'en avais une image très négative. J'ai fumé et, en moins de quinze minutes, je n'avais plus mal. Maintenant, je consomme du cannabis sous forme de décoctions dans du lait. Ça m'évite de le fumer. J'en ai parlé à mon centre antidouleur, qui m'a conseillé de continuer cette méthode. »

Nicolas, maladie de Crohn

« J'ai largement eu le temps de traverser maintes phases de la maladie en passant, comme beaucoup d'entre nous, par tous les traitements disponibles. C'est seulement quand j'ai tenté le cannabis médical sous forme d'herbe séchée et inhalée en vaporisateur que mon traitement médical a été stabilisé. Depuis, je revis. »

Éric, rectocolite hémorragique

« J'ai été traité pendant des années par des médicaments, et les poussées ne se calmaient jamais totalement. Maintenant, je fume une ou deux fois le soir (cela dépend de mon état) et je vis normalement : plus de nausées, plus d'allers-retours incessants aux toilettes. Je travaille, je revis. J'ai quelques douleurs de temps en temps et de la fatigue, mais c'est très supportable grâce au cannabis. Le spécialiste qui me suit est au courant et m'a même confirmé que c'est très dommage qu'il ne puisse pas m'en prescrire. Je suis hors-la-loi, mais je n'ai pas le choix. »

L'endométriose

L'endométriose, qui fait de plus en plus parler d'elle, toucherait aujourd'hui au moins une femme sur dix en âge de procréer. Cette maladie chronique est provoquée par la migration de cellules de l'endomètre en dehors de l'utérus. Comme la muqueuse utérine, ces cellules réagissent aux variations des hormones ovariennes et grossissent au fil des cycles. Les lésions apparaissent le plus souvent sur les ovaires, sur les ligaments soutenant l'utérus, sur le vagin, le rectum et la vessie, sachant que leur répartition et leur forme varient d'une femme à l'autre. La plupart des femmes atteintes d'endométriose ressentent de fortes douleurs pelviennes, mais aussi gastro-intestinales.

Une enquête australienne menée sur 484 femmes atteintes de cette maladie a estimé qu'une femme sur huit utilisait du cannabis pour soulager ses douleurs et les autres symptômes (nausées, vomissements, troubles gastro-intestinaux, troubles du sommeil, anxiété et dépression). Les femmes qui utilisaient du cannabis déclaraient réduire les traitements symptomatiques de 50 %. Cette étude a été réalisée en 2017, avant que le cannabis médical ne soit autorisé en Australie, ce qui pourrait laisser penser que plus de femmes aujourd'hui consomment du cannabis pour leurs symptômes[11].

Au Canada, pays où le cannabis médical est autorisé, 347 femmes atteintes d'endométriose ont été interrogées. Sur les 240 qui ont répondu, 32,1 % d'entre elles avaient essayé le cannabis, et 67,5 % de celles-ci ont déclaré que le cannabis était très ou modérément efficace sur leurs symptômes[12].

Maladies inflammatoires chroniques de l'intestin (maladie de Crohn, rectocolite hémorragique)

Indication approuvée en Israël et dans certains États des USA

Les maladies inflammatoires chroniques de l'intestin (MICI), dont la cause est inconnue, se caractérisent par l'inflammation de la paroi d'une partie du tube digestif, inflammation liée à une hyperactivité du système immunitaire digestif. Il n'existe pas de traitement curatif de ces maladies, mais les médicaments actuels permettent la plupart du temps un contrôle durable de la maladie et une qualité de vie satisfaisante en dehors des poussées.

Le cannabis est utilisé depuis des millénaires dans les troubles intestinaux. Aujourd'hui, de 10 à 12 % des patients atteints de MICI seraient consommateurs de cannabis, et rapporteraient un soulagement de leurs symptômes, une atténuation des douleurs abdominales, une amélioration de l'appétit et une diminution des diarrhées[13].

Des études précliniques sur des modèles animaux de maladies inflammatoires de l'intestin suggèrent que certains cannabinoïdes (les cannabinoïdes synthétiques, comme le dronabinol, le THC, le CBD, le CBG, le CBC, ou les extraits de plante entière de cannabis) pourraient limiter l'inflammation intestinale et la sévérité de la maladie à différents degrés. En effet, les récepteurs cannabinoïdes, CB1 et CB2, sont concentrés dans le système nerveux entérique (partie du système nerveux autonome qui contrôle le système digestif). L'activation du système endocannabinoïde via ces récepteurs diminuerait l'inflammation[14].

Si ces données expérimentales sont porteuses d'espoir, les données issues d'études cliniques chez l'homme sont moins solides. Toutefois, un bénéfice en termes de qualité de vie a été objectivé. Il serait intéressant de mener des études plus approfondies et à une plus grande échelle, en s'intéressant aux patients chez qui les symptômes ont été améliorés.

Le glaucome

Indication approuvée en Israël, en Italie, aux Pays-Bas et dans certains États des USA

Le glaucome est une des causes majeures de cécité. C'est une maladie dégénérative du nerf optique, liée à une pression intraoculaire très élevée, qui entraîne une perte progressive de la vision. Selon la forme du glaucome, à angle ouvert (glaucome aigu) ou à angle fermé (glaucome chronique), la personne atteinte peut ressentir, outre des troubles de la vision, des douleurs oculaires très fortes.

Depuis l'Antiquité, le cannabis est utilisé pour réduire la pression intraoculaire et soulager la douleur. Des travaux de recherche ont suggéré que les cannabinoïdes pouvaient réduire efficacement cette pression, probablement en se fixant sur les récepteurs cannabinoïdes de l'œil et en causant une vasodilatation responsable d'une réduction de la pression intraoculaire[15]. Ces travaux expérimentaux n'ont cependant pas été confirmés sur le long terme par des études réalisées chez l'homme. Ces études sont peu nombreuses et elles portent sur de petits effectifs, aussi des études à plus grande échelle devront être réalisées pour pouvoir conclure à un réel intérêt du cannabis[16].

Le VIH (sida)

Les personnes qui vivent avec le VIH sont généralement pluriconsommateurs. Ils prennent de nombreux médicaments pour leur maladie et consomment parfois des drogues, dans un objectif de détente pour agir sur leurs symptômes, l'insomnie, l'anxiété, les douleurs et l'appétit.

Le cannabis a toute sa place pour agir sur ces symptômes. Si son effet antalgique dans le VIH a été objectivé dans des études, son usage a été significativement associé à une moindre consommation d'antalgiques opioïdes[17].

Une autre propriété intéressante des cannabinoïdes serait leur effet neuroprotecteur. L'atteinte du système nerveux central (SNC) au cours de l'infection par le VIH est fréquente, et c'est la conséquence soit de l'immunodépression induite par le virus (infections opportunistes, lymphomes et autres tumeurs), soit de l'atteinte du SNC par le virus lui-même, soit des effets secondaires liés aux traitements antirétroviraux. La modulation du système endocannabinoïde a permis, dans un modèle animal, d'exercer un effet positif sur les troubles neurocognitifs[18].

Les addictions

Indication approuvée dans certains États des USA

Le cannabis, reconnu comme peu addictif, fait l'objet de plus en plus d'études sur sa capacité à réduire les addictions à d'autres drogues, notamment l'alcool et les antalgiques opiacés. L'addiction aux drogues se définit comme une affection cérébrale chronique, récidivante, caractérisée par la recherche et l'usage compulsifs de drogues, malgré la connaissance de leurs conséquences nocives.

Il a été démontré que le système endocannabinoïde module la transmission dopaminergique, mécanisme particulièrement important dans le cadre des addictions (la dopamine, qui est le neurotransmetteur le plus connu, est impliquée dans la dépendance et le circuit de récompense)[19]. Pour cette raison, et compte tenu de son efficacité, de sa bonne tolérance et de son faible potentiel addictif, il pourrait être un bon candidat pour faciliter la réduction de la dépendance à d'autres drogues.

Alcool

Des propriétés du cannabis dans le traitement des addictions sont actuellement à l'étude. Le CBD serait une piste intéressante pour traiter l'addiction à l'alcool[20].

Opiacés

Les antalgiques opiacés, dont le tramadol, font désormais l'objet d'une haute surveillance en France compte tenu du risque addictif auxquels ils exposent les utilisateurs. À partir du 15 avril 2020, la durée maximale de prescription du tramadol est passée de un an à trois mois. Ce médicament a été à l'origine d'une crise sanitaire dévastatrice aux États-Unis en causant la mort de 17 000 patients en 2016. Le tramadol est un antalgique de synthèse qui agit comme la morphine et qui est très addictif. Les Américains sont les plus gros consommateurs d'opiacés au monde (un Américain sur cinq a une ordonnance d'opioïdes sans avoir de cancer). Les opiacés sont devenus la première cause de décès chez les Américains de moins de 55 ans, devant les accidents de voiture, les armes et le cancer.

En France, ces médicaments sont prescrits en cas de fortes douleurs, notamment à la suite d'une opération chirurgicale. Aujourd'hui, les autorités s'inquiètent quant à l'augmentation des hospitalisations liées à une mauvaise prescription du tramadol : entre 2000 et 2017, elles ont presque triplé, et on recense au minimum 200 décès par an.

Le tramadol est l'antalgique opioïde le plus prescrit en France : 6,8 millions de Français ont dû en prendre au moins une fois durant l'année 2017. Certains patients présentent des symptômes de dépendance après seulement un mois, et le sevrage est complexe, car le tramadol agit à la fois comme un antidouleur et un antidépresseur.

Le cannabis a été cité à de multiples reprises comme permettant à certains patients de réduire leur consommation d'opioïdes. Il a notamment été montré, dans une enquête, que les États américains dans lesquels le cannabis médical était autorisé avaient une mortalité par overdose d'opioïdes 24,8 % plus basse que celle des États qui n'avaient pas accès au cannabis médical[21].

Une étude a évalué son bénéfice et ses effets potentiels comme traitement de l'addiction aux opioïdes. Elle a réalisé une revue de la littérature, publiée aux USA et au Canada entre 2014 et 2018, sur l'utilisation du cannabis comme traitement de l'addiction aux opioïdes. Parmi les trente articles consacrés à ce sujet, seuls dix avaient été réalisés avec une méthodologie rigoureuse. Tous ces articles soulignaient la sécurité et l'efficacité du cannabis dans le management de l'addiction aux opioïdes. Le cannabis supprime les envies induites par les opioïdes ainsi que le syndrome de sevrage. Mais, comme pour beaucoup d'indications, des études à plus grande échelle devront être effectuées[22].

Le syndrome de stress post-traumatique

Indication approuvée en Israël et dans certains États des USA

Un domaine de recherche très prometteur pour le cannabis est son utilisation dans le syndrome de stress post-traumatique (SSPT) chez les anciens militaires qui reviennent de zones de combat. De nombreux vétérans et leurs médecins font état d'une amélioration radicale avec le cannabis.

Le SSPT est un trouble anxieux qui se caractérise par un stress psychologique permanent après un événement traumatisant. Il se manifeste sous forme de flash-back et de cauchemars. Les personnes atteintes ressentent un sentiment d'isolement et de culpabilité. Elles souffrent d'insomnie, de difficultés de concentration, de troubles anxieux et de dépression, et encourent un risque élevé de suicide.

Le système endocannabinoïde serait impliqué dans le SSPT, notamment l'activité des récepteurs aux cannabinoïdes[23]. Notre corps produit naturellement des endocannabinoïdes, des molécules qui se fixent sur les récepteurs cannabinoïdes du corps et du cerveau. Ce système endocannabinoïde contribue à la régulation des fonctions de notre cerveau qui ont tendance à être affectées par les expériences traumatisantes, comme la peur, la mémoire et le sommeil.

Une récente étude canadienne suggère que le cannabis pourrait aider les personnes atteintes de SSPT. Cette revue de la littérature a analysé les données de 24 089 participants : 420 ont reçu un diagnostic clinique de SSPT, et 28,2 % d'entre eux ont déclaré avoir consommé du cannabis au cours de la dernière année. L'étude révèle que les personnes qui consomment du cannabis sont bien moins susceptibles de développer une dépression ou de commettre une tentative de suicide[24].

Des études se sont intéressées à l'action du CBD seul par voie orale : il agirait positivement sur les symptômes du SSPT en réduisant les cauchemars[25]. D'autres études se sont portées sur l'effet de la nabilone (THC de synthèse pharmaceutique), avec des résultats également intéressants sur la réduction des cauchemars[26]. Alors que ces études sont prometteuses pour le traitement du SSPT, elles sont soit expérimentales, soit observationnelles, soit menées avec de très faibles effectifs. Des études complémentaires, à plus grande échelle, doivent être menées pour conclure à une réelle efficacité du cannabis dans le SSPT.

Le tour du monde du cannabis médical

- Quels sont les premiers pays à avoir autorisé le cannabis médical ? Quels enseignements peut-on en tirer ?
- Dans quels pays le cannabis est-il remboursé ?
- Quels sont les pays qui autorisent l'autoculture à des fins médicales ?

Nous avons assisté, ces dernières années, à une incroyable accélération de l'accès au cannabis médical dans le monde : la Californie en 1996, le Canada en 2001, les Pays-Bas en 2003 et Israël en 2006 furent les précurseurs. Ensuite, ce fut au tour de l'Europe d'ouvrir en grand les portes du cannabis médical : vingt-deux pays, dont la France aujourd'hui, ont autorisé le cannabis médical. Parmi les derniers pays à rejoindre le mouvement, l'Italie en 2013, la Croatie en 2015, l'Allemagne, la Grèce et la Pologne en 2017, le Danemark, le Royaume-Uni, le Luxembourg et la Lituanie en 2018, Chypre et le Portugal début 2019, et enfin la France en 2020. Pour chaque pays, des règles, un cadre réglementaire, des conditions restrictives, des voies d'administration et des organisations qui lui sont propres.

À part dans ce classement, les Pays-Bas, la République tchèque, la Suisse et l'Espagne, où le cannabis possède un double statut médical et récréatif, avec pour chacun de ces pays des règles bien spécifiques.

Il nous a paru important de comprendre comment les principaux pays se sont engagés dans le cannabis médical, avec quel succès ou quelles difficultés, et quels sont les enseignements qu'ils peuvent nous apporter. Pour la très grande majorité de ces pays, le cannabis médical n'a pas été un premier pas vers la légalisation. Il s'agit bien de sujets parfaitement distincts, et l'objectif premier a toujours été de rendre disponible à certains malades un traitement susceptible de les soulager.

Nous n'allons pas passer en revue la quarantaine de pays concernés, seulement une dizaine, mais nous aborderons les pays emblématiques où le modèle choisi mérite d'être développé.

Les pays précurseurs : Canada, certains États des USA, Pays-Bas, Israël

Canada, le modèle libéral

Le Canada fait partie des premiers pays au monde à avoir légalisé le cannabis à des fins médicales (2001). Pour en bénéficier, les Canadiens doivent obtenir l'autorisation d'un professionnel de santé habilité. Cette autorisation est un document médical, similaire à une prescription, indiquant la posologie autorisée et la durée de l'autorisation (un an au maximum). Une fois l'autorisation obtenue, trois modes d'accès au cannabis leur sont proposés :

- acheter du cannabis de qualité contrôlée auprès d'un vendeur licencié par le gouvernement fédéral (fleurs séchées ou huile) ;
- s'inscrire auprès de Santé Canada (ministère canadien de la Santé) afin de produire en autoculture une quantité limitée pour ses propres besoins médicaux (le nombre de plants est lié aux quantités autorisées par le professionnel de santé. Par exemple 1 g par jour correspond à 5 plants) ;
- s'inscrire auprès de Santé Canada afin de désigner une personne produisant pour eux.

Pays autorisant l'accès au cannabis médical

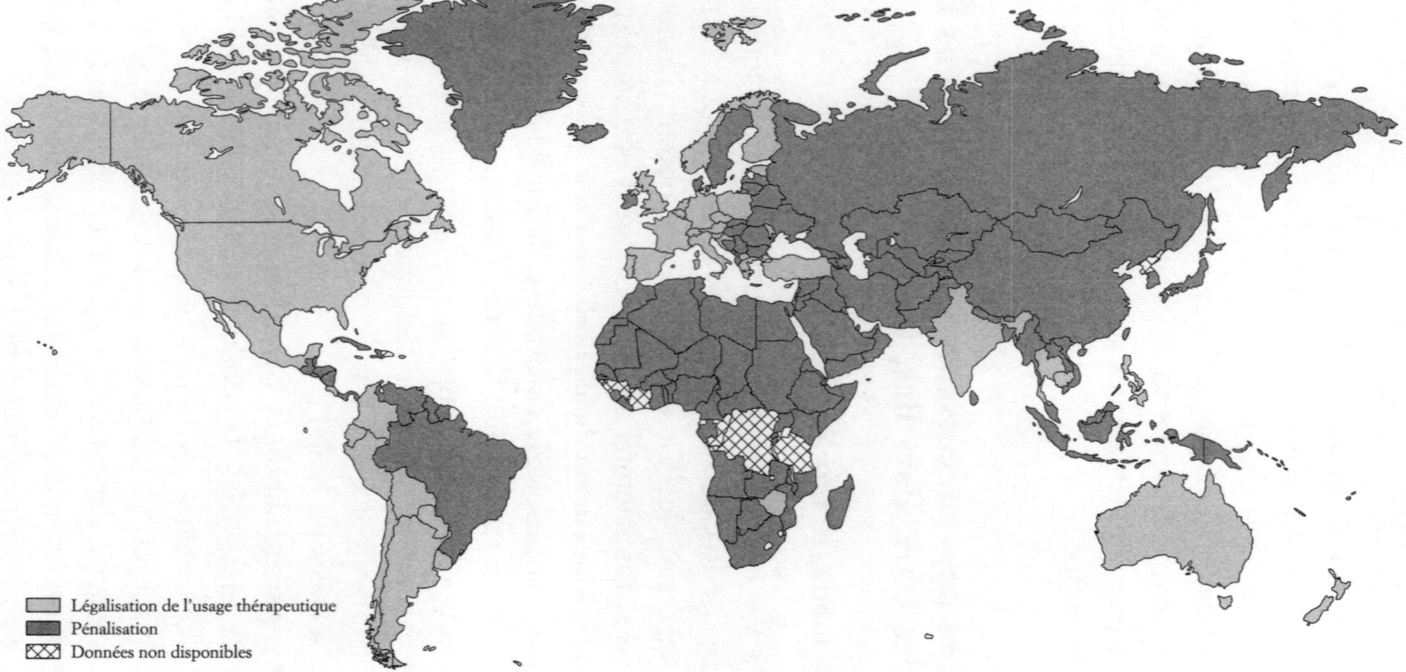

Un peu plus de 300 000 patients sont actuellement inscrits pour le cannabis à des fins médicales, et 25 000 Canadiens sont inscrits auprès de Santé Canada pour leur culture personnelle.

L'implication des médecins a été longue à se produire, mais ils sont de plus en plus nombreux à autoriser le cannabis à des fins médicales.

Concernant les indications possibles du cannabis médical, Santé Canada ne définit pas celles dans lesquelles le cannabis peut être prescrit. Cette décision est laissée à la discrétion du médecin, en fonction des recherches scientifiques disponibles. Les autorisations délivrées sont juste conditionnées à l'épuisement préalable des traitements conventionnels existants. Pour l'éclairer, Santé Canada a réalisé une monographie reprenant toutes les études scientifiques disponibles sur le cannabis. Parmi les principales indications ci-dessous, elle avertit les médecins du manque d'études cliniques d'envergure.

Les usages possibles du cannabis médical au Canada (source Santé Canada)

- Soins palliatifs
- Nausées et vomissements induits par la chimiothérapie
- Perte de l'appétit (anorexie) chez les patients atteints du sida ou d'un cancer, et de l'anorexie mentale
- Sclérose en plaques, sclérose latérale amyotrophique, traumatisme médullaire et maladies de la moelle épinière
- Épilepsie
- Douleurs chroniques (inflammatoires et neuropathiques)
- Douleurs chroniques d'étiologies différentes, surtout dans des cas où des traitements traditionnels ont été essayés et ont échoué
- Douleurs causées par un cancer

- Dystonie
- Syndrome de Gilles de La Tourette
- Glaucome
- Anxiété et dépression
- Troubles du sommeil
- Syndrome de stress post-traumatique
- Symptômes de sevrage de l'alcool et des opioïdes
- Certains symptômes de la maladie d'Alzheimer
- Maladies inflammatoires chroniques de l'intestin

Compte tenu des preuves d'efficacité insuffisantes, le Canada investit de manière importante dans la recherche médicale.

Enfin, après dix-sept années d'autorisation du cannabis médical, certaines complémentaires santé commencent à rembourser le coût des traitements.

Le 17 octobre 2018, le cannabis récréatif a été légalisé au Canada. Les malades peuvent donc en acheter dans les magasins spécialisés. Il s'agit du même cannabis que celui vendu pour les prescriptions médicales. Depuis décembre 2019, les produits comestibles à base de cannabis sont disponibles en vente libre au Canada. Ils font l'objet de messages de prévention ciblés, mais des chercheurs de l'université de Toronto soulignent qu'ils présentent des dangers spécifiques pour la santé. Cookies, chocolat, poudre soluble, infusions… le cannabis comestible se présente sous diverses formes. Des mesures ont néanmoins été prises pour protéger les plus jeunes : les sucettes au cannabis (susceptibles d'attirer les enfants) sont interdites, les emballages sont neutres et il est interdit d'additionner d'alcool les boissons contenant du cannabis.

En résumé…

Le Canada, premier pays à autoriser le cannabis médical, a opté d'emblée pour un modèle libéral où les patients, une fois qu'ils ont obtenu leur autorisation médicale, ont le choix de se fournir auprès d'un revendeur ou de cultiver une quantité limitée.

Du côté du corps médical, le gouvernement n'impose pas d'indications spécifiques pour la prescription, mais laisse au médecin le libre choix de définir les maladies qu'il souhaite traiter.

La formation des médecins a été mise en place tardivement, ce qui explique le démarrage lent de l'accès au cannabis médical. Enfin, le Canada n'a pas instauré d'études de suivi des patients traités.

Les Canadiens ont inspiré la France. L'analyse de leur modèle a conduit au choix d'un cadre d'indications précis, de la formation d'emblée des professionnels de santé et de la mise en place d'un registre pour le suivi des patients

Pays-Bas, les enjeux du prix

Aux Pays-Bas, la possession, la consommation et la vente au détail (dans les coffee-shops) de moins de 5 g de cannabis sont tolérées depuis 1976.

En 2003, l'accès au cannabis médical a été autorisé pour permettre aux personnes atteintes d'une maladie grave d'acheter du cannabis dans les pharmacies sur présentation d'une ordonnance médicale. Le cannabis peut être prescrit par tout médecin, et aucune indication spécifique n'est listée : cela relève de la responsabilité du prescripteur. Les médicaments classiques doivent avoir été utilisés au préalable et soit avoir été inefficaces, soit avoir engendré trop d'effets secondaires. Parmi les indications prescrites par les médecins, on retient les douleurs et les spasmes associés à la sclérose en plaques ou aux lésions de la moelle épinière, les nausées et les vomissements chimio-induits, la perte d'appétit et de poids, le glaucome et le syndrome de Gilles de La Tourette.

Concernant les formes de cannabis, toutes les voies d'administration sont acceptées. Plus de 2 000 pharmacies ont l'obligation légale de posséder du cannabis médical dans leurs stocks et de fournir des renseignements sur la préparation d'infusions à base de cette plante et sur sa consommation par vaporisation. Les pharmacies distribuent du cannabis médical en plus des autres médicaments à base de cannabinoïdes, comme le dronabinol ou le Sativex®.

Seuls les produits Bedrocan®, cultivés à la demande du ministère de la Santé par le producteur néerlandais du même nom et placés sous le contrôle du Bureau du cannabis médical, sont actuellement disponibles. C'est auprès de cette agence que les pharmacies se fournissent. Les prescriptions leur sont livrées en 24 heures.

Cinq variétés de fleurs standardisées et stérilisées sont commercialisées.

Fleurs brutes administrées par vaporisation

- Bedrocan® (*C. sativa*) : 22 % de THC et moins de 1 % de CBD (soit environ 110 mg de THC et 5 mg de CBD pour 0,5 g de fleur)
- Bedrobinol® (*C. sativa*) : 13,5 % de THC et moins de 1 % de CBD

Fleurs compressées en granules avec cuillère mesure de 0,5 g en ingestion

- Bediol® (*C. sativa*) : 6,3 % de THC et 8 % de CBD
- Bedica® (*C. indica*) : 14 % de THC et moins de 1 % de CBD
- Bedrolite® (*C. sativa*) : 0,4 % de THC et 9 % de CBD

Le Bureau du cannabis médical, qui dépend directement du ministère de la Santé et des Sports des Pays-Bas, est chargé d'assurer la production des fleurs de cannabis médical et le contrôle de la distribution de ces nouveaux médicaments.

Dans la majorité des cas, l'achat du cannabis médical est à la charge des malades, et le prix est devenu un véritable enjeu pour les patients hollandais. En 2003, date d'accès au cannabis médical, les autorités estimaient que le nombre de patients concernés pourrait atteindre 10 000, or seuls 2 000 patients ont acheté du cannabis en pharmacie. Les autres se sont fournis dans les coffee-shops, achetant des produits de qualité non médicale, mais beaucoup moins chers. En effet, nombreux sont les patients qui ne peuvent financer le coût du cannabis médical : en pharmacie, le gramme revient à environ 10 €, ce qui est cher compte tenu des quantités mensuelles nécessaires. De plus, seule une personne sur cinq peut bénéficier du remboursement par une mutuelle privée. Libres d'établir leurs propres règles, toutes les mutuelles n'offrent pas ce service, et certaines de celles qui l'acceptent sont en train de faire marche arrière, invoquant le manque de données sur l'efficacité du cannabis.

Pour tenter de faire changer les choses et pour répondre à cet enjeu du prix, le gouvernement prévoit pour 2021 d'acheter de nouvelles variétés de cannabis médical afin d'élargir l'offre en pharmacie avec un standard de qualité élevé et un prix 50 % plus bas. Il espère ainsi que le cannabis sera préférentiellement acheté dans les pharmacies plutôt que dans les coffee-shops, ce qui pourrait inciter les mutuelles santé à rembourser de nouveau le cannabis médical.

Le fait que d'autres pays européens, comme l'Allemagne, aient accepté de rembourser le cannabis médical et des prix plus bas pourraient améliorer la prise en charge des malades.

Pour résumer...

De nombreuses ressemblances existent entre le modèle des Pays-Bas et celui du Canada. Un double statut du cannabis, médical et récréatif, et au premier plan une problématique d'accès financier pour les malades.

Se fournir dans les coffee-shops faute de pouvoir subvenir financièrement au coût du cannabis médical expose les malades à consommer un cannabis de mauvaise qualité, issu de variétés qui ne sont pas adaptées à leur maladie.

C'est l'exemple des Pays-Bas qui a poussé la France à adopter une expérimentation avec un encadrement médical fort et une prise en charge financière complète.

Israël, la médicalisation

Israël utilise depuis longtemps le cannabis à usage médical. Son histoire commence en 1964 lorsque, dans son laboratoire de l'université hébraïque de Jérusalem, le chimiste Raphael Mechoulam est le premier à isoler, parmi la centaine de molécules qui composent le cannabis, les deux phytocannabinoïdes dits majeurs, le THC (principal composant psychoactif) et le CBD. Au cours des deux dernières décennies, Israël a poursuivi ses recherches sur le cannabis et s'est positionné en leader grâce au soutien du ministère de la Santé, qui a libéralisé la législation sur les essais cliniques. C'est en 2006 qu'est autorisé le cannabis médical. Il peut être prescrit aux patients atteints d'un cancer, d'épilepsie, de stress post-traumatique ou d'une maladie neurodégénérative…

Les indications du cannabis médical en Israël
Source : Israeli Medical Cannabis Agency, IMCA

Spécialité	**Indications**	**Conditions**	**Commentaires**
Cancérologie	Nausées, vomissements douleurs	Chimiothérapie de moins de 6 mois	
	Soulagement des douleurs métastatiques	Après épuisement des traitements standards	
Gastro-entérologie	Maladie de Crohn	Après épuisement des traitements standards (immuno-suppresseur + anti-TNFalpha)	
	Rectocolite hémorragique		
Douleur	Douleurs neuropathiques	Traitées pendant 1 an et épuisement des traitements standards	
Infectiologie	Sida	Après échec des traitements standards Perte de poids, cachexie	Amélioration de l'appétit Diminution des vomissements et des symptômes gastro-intestinaux

Neurologie	Spasticité dans la sclérose en plaques	Après échec des traitements standards	
	Maladie de Parkinson	Patients traités pendant au moins 1 an avec des médicaments antiparkinsoniens standards et qui souffrent de douleurs (chroniques ou provoquées par la rigidité)	
	Syndrome de Gilles de La Tourette	Adultes souffrant de troubles quotidiens et n'ayant pas répondu aux traitements standards	
	Épilepsie de l'adulte		
	Épilepsie sévère de l'enfant non contrôlée		
Soins palliatifs	Patients en fin de vie (6 mois d'espérance de vie)		
Psychiatrie	Syndrome de stress post-traumatique de l'adulte		

Une autorisation pour du cannabis médical a été délivrée à 46 000 malades, qui ont été enregistrés et suivis dans un registre. Le ministère de la Santé reçoit environ 300 demandes par jour.

Le cannabis est prescrit par des médecins agréés, distribué par des pharmacies de ville (formées au préalable) et se présente sous différentes formes : huile, fleurs séchées (fleurs en vrac, joints préroulés, gélules contenant des fleurs pilées pour inhalateur), suppositoires, spray sublingual et patch sublingual.

La particularité du système israélien est que chaque autorisation délivrée à un patient est liée à un producteur, car chacun des huit producteurs référencés fait pousser une variété de cannabis différente.

En 2011 est créée l'Israeli Medical Cannabis Agency (IMCA), agence médicale du gouvernement qui supervise et coordonne le cannabis médical, mais c'est seulement en 2016, une fois que toutes les procédures ont été finalisées, que le modèle de la médicalisation a été réellement déployé. Ce modèle définit les procédures de bonnes pratiques, de la culture à la distribution, afin que le cannabis soit traité au même titre que les médicaments.

En avril 2019, le gouvernement a décidé de mener une réforme de la législation du cannabis. Elle était censée réorganiser l'industrie du cannabis médical et faire jouer la concurrence afin d'abaisser les coûts. La réforme, qui devait être mise en place en septembre 2019, a imposé aux industriels de redéfinir leur prix de vente sur la base du ratio en ingrédients actifs. Avec l'ancien système, les prix étaient fixés par un agrément entre l'État et les producteurs référencés. Un patient payait un montant fixe d'environ 100 € quelle que soit la quantité utilisée. Au lieu de faire baisser les prix, la réforme a eu pour effet leur augmentation : les patients se sont retrouvés à payer

50 € pour 10 g. Un patient qui consommait plus de 20 g devait donc payer plus qu'avant la réforme.

En réponse à cette situation, difficile à supporter pour de nombreux patients (le cannabis médical n'est pas remboursé en Israël), et à la suite de pétitions soutenues par la Medical Cannabis Association, qui représente les patients, la haute cour de justice a ordonné en décembre 2019 aux entreprises qui commercialisent le cannabis de faire immédiatement marche arrière et de le vendre au prix d'avant la réforme, et ce jusqu'en mars 2020. En parallèle, le ministère de la Santé a mis en place un système de contrôle qualité plus exigeant des produits. Il a demandé aux producteurs de reprendre tous leurs produits qui ne répondaient pas aux nouveaux standards. Ces derniers ont donc été dans l'obligation de se réorganiser, et la conséquence a été dramatique puisqu'elle a eu pour effet des ruptures de stock : de 5 000 à 9 000 patients se sont retrouvés brutalement sans traitement, ce qui a créé des conflits entre les producteurs et l'État israélien, chacun accusant l'autre. L'augmentation des prix et les ruptures de stock ont généré la très forte contestation des malades. Ils ont exercé une importante pression sur le gouvernement, qui a dû remédier en urgence à la situation.

Le cannabis médical n'est pris en charge ni par l'État ni par les mutuelles, mais des discussions sont en cours avec ces dernières pour envisager un remboursement. Après avoir été leader de la recherche sur le cannabis, Israël a cherché à devenir un producteur mondial. C'est devenu le cas en 2019, lorsque la commission interministérielle a donné son feu vert à l'exportation.

Pour résumer...

L'histoire qu'Israël entretient avec le cannabis médical l'a amené à s'engager sur tous les fronts : la production, la transformation du cannabis en produits variés, la formation des professionnels de santé, l'encadrement médical avec une agence du cannabis dédiée et la recherche scientifique. Cela constitue un modèle inspirant pour la France.

Cependant, comme pour le Canada et les Pays-Bas, la charge financière reste un enjeu important pour les malades.

États-Unis, le business du cannabis

En 1996, la Californie est devenue le premier État des USA à donner accès au cannabis médical. Sur recommandation médicale obligatoire, le cannabis est vendu et délivré dans des dispensaires, lesquels ont proliféré en quelques années. À Los Angeles, leur nombre est estimé entre 500 et 1 000. On les reconnaît à la croix verte ornant généralement leur devanture. Le cannabis médical est devenu un véritable business, bâti sur un modèle très éloigné de celui des pays européens. À titre d'exemple, des médecins consacrent leur activité à délivrer ces recommandations. Ces dernières années, entre 1,2 et 1,5 million de personnes, soit près de 3 % des Californiens, ont eu accès au cannabis thérapeutique délivré dans ces dispensaires. Ce nombre très élevé est consécutif au cadre médical très peu restrictif dans lequel les praticiens peuvent recommander l'usage du cannabis.

Aujourd'hui, trente-trois États sur cinquante autorisent le cannabis médical, même si au niveau fédéral le cannabis reste illégal. L'État du Missouri est le dernier en date qui l'a légalisé, en novembre 2018. Chaque État a défini un mode de production, de distribution et de consommation, un cadre légal et médical, ainsi que des indications qui lui sont propres. Certains États imposent une prescription médicale, d'autres non. Hormis pour la Californie, une liste de maladies spécifiques assez large est définie au niveau des États, et seules les personnes qui souffrent de l'une de ces maladies peuvent recevoir une autorisation.

Pour résumer...

La vente est assurée par des dispensaires possédant une autorisation administrative. Certains États autorisent la vente de tous les produits à base de cannabis, dont la plante fumable, d'autres restreignent aux médicaments à base d'extraits de cannabis.

Dans tous les cas, il existe une dimension business importante, que ce soit pour les revendeurs ou les professionnels de santé, ce qui nous éloigne considérablement du modèle français.

Exemple d'indications approuvées en Pennsylvanie

- Sclérose latérale amyotrophique
- Autisme
- Cancer
- Dépendance aux opioïdes après contre-indications ou échec des traitements conventionnels
- Douleurs chroniques neuropathiques sévères réfractaires aux traitements conventionnels
- Drépanocytose
- Épilepsie
- Glaucome
- Maladie de Huntington
- Maladies inflammatoires chroniques de l'intestin
- Sclérose en plaques
- Maladies neurodégénératives

États des US qui autorisent le cannabis médical

Source : newsweed.fr

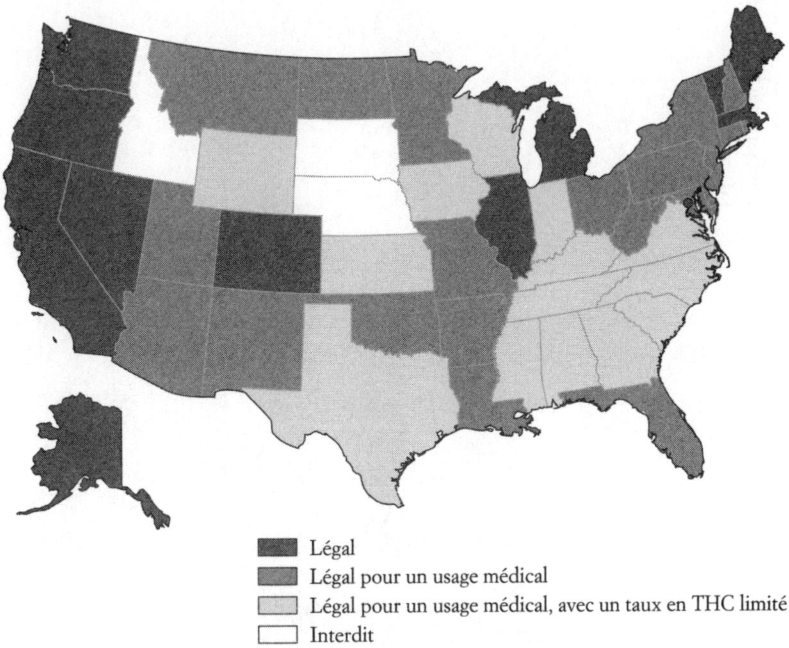

- Neuropathies
- Maladie de Parkinson
- Soins palliatifs
- Spasticité consécutive à des lésions du système nerveux central
- Syndrome de stress post-traumatique
- Troubles dyskinétiques et spastiques
- VIH/sida

Indications pour lesquelles les médecins peuvent prescrire, selon les États

▭ autorisé ▬ non autorisé

État	Maladie d'Alzheimer	Autisme	Cancer	Épilepsie	Glaucome	Maladie de Crohn	Maladie de Parkinson	Sclérose en plaques	Syndrome de stress post-traumatique	Cachexie	VIH (sida)
Alaska	non autorisé	non autorisé	autorisé	autorisé	autorisé	non autorisé	non autorisé	autorisé	non autorisé	autorisé	autorisé
Arizona	autorisé	non autorisé	autorisé	autorisé	autorisé	autorisé	non autorisé	autorisé	autorisé	autorisé	autorisé
Arkansas	autorisé	non autorisé	autorisé	autorisé	autorisé	autorisé	non autorisé	autorisé	autorisé	autorisé	autorisé
Californie	autorisé	autorisé	autorisé	autorisé	autorisé	autorisé	autorisé	autorisé	autorisé	autorisé	autorisé
Colorado	non autorisé	non autorisé	autorisé	autorisé	autorisé	non autorisé	non autorisé	autorisé	autorisé	autorisé	autorisé
Connecticut	non autorisé	non autorisé	autorisé	autorisé	autorisé	autorisé	autorisé	autorisé	autorisé	autorisé	autorisé
Delaware	autorisé	autorisé	autorisé	autorisé	non autorisé	non autorisé	non autorisé	autorisé	autorisé	autorisé	autorisé
District de Columbia	autorisé	autorisé	autorisé	autorisé	autorisé	autorisé	autorisé	autorisé	autorisé	autorisé	autorisé
Floride	non autorisé	non autorisé	autorisé	autorisé	autorisé	autorisé	autorisé	autorisé	autorisé	non autorisé	autorisé
Guam	autorisé	autorisé	autorisé	autorisé	autorisé	autorisé	autorisé	autorisé	autorisé	autorisé	autorisé
Hawaii	non autorisé	non autorisé	autorisé	autorisé	autorisé	autorisé	non autorisé	autorisé	autorisé	autorisé	autorisé
Illinois	autorisé	autorisé	autorisé	autorisé	autorisé	autorisé	autorisé	autorisé	autorisé	autorisé	autorisé
Louisiane	non autorisé	autorisé	autorisé	autorisé	autorisé	autorisé	autorisé	autorisé	autorisé	autorisé	autorisé
Maine	autorisé	autorisé	autorisé	autorisé	autorisé	autorisé	autorisé	autorisé	autorisé	autorisé	autorisé
Maryland	non autorisé	non autorisé	autorisé	autorisé	autorisé	non autorisé	non autorisé	autorisé	autorisé	autorisé	autorisé
Massachusetts	autorisé	autorisé	autorisé	autorisé	autorisé	autorisé	autorisé	autorisé	autorisé	autorisé	autorisé
Michigan	autorisé	autorisé	autorisé	autorisé	autorisé	autorisé	non autorisé	autorisé	autorisé	autorisé	autorisé
Minnesota	autorisé	autorisé	autorisé	autorisé	autorisé	autorisé	non autorisé	autorisé	autorisé	autorisé	autorisé

Missouri											
Montana	■	■					■				
Nevada	■	■				■	■				
New Hampshire		■							■		
New Jersey		■							■		
New Mexico	■	■									
New York	■	■			■						
Dakota du Nord		■					■				
Îles Marianne du Nord		■									
Ohio		■								■	
Oklahoma											
Oregon		■				■	■				
Pennsylvanie	■									■	
Porto Rico		■			■				■		
Rhode Island							■				
Îles Vierges des États-Unis		■									
Utah					■		■				
Vermont	■	■									
Washington	■	■					■				
Virginie-Occidentale	■	■			■						

Source : Leafly et Procon.org

L'Europe

Pays européens qui autorisent le cannabis médical

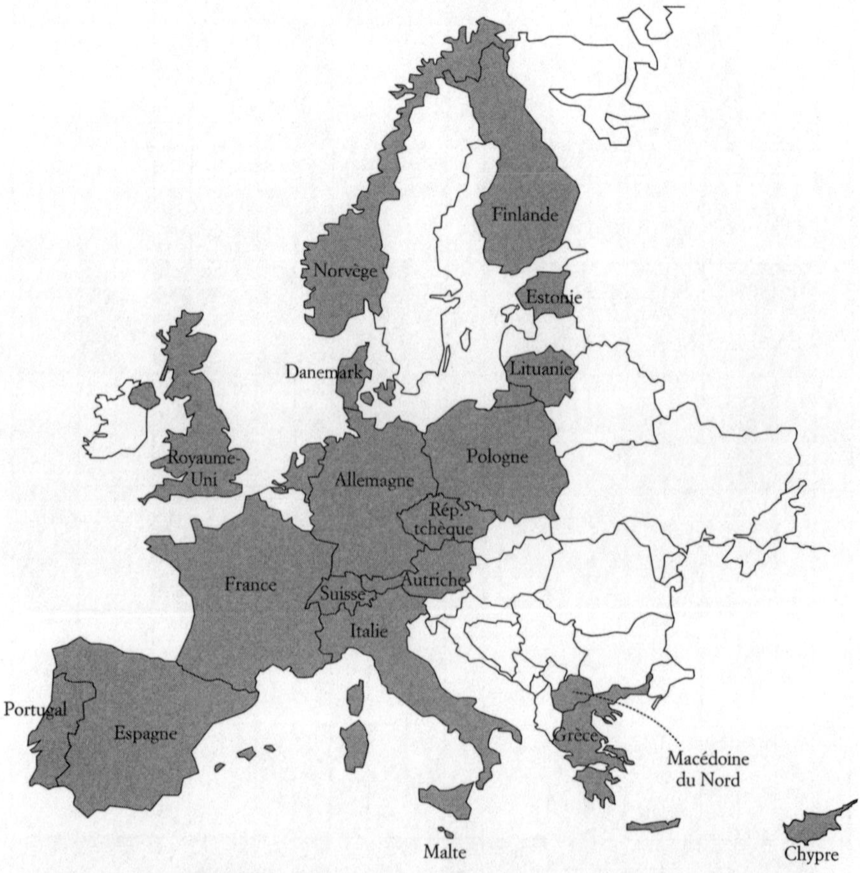

UK, l'enjeu de l'accès au cannabis médical

En novembre 2018, le Royaume-Uni a légiféré et autorisé la prescription de cannabis. Cette nouvelle loi a été la conséquence de pétitions lancées par deux familles d'enfants souffrant d'épilepsie sévère pour lever l'interdiction du cannabis, mais le démarrage se fait excessivement lentement, au point qu'une poignée de malades seulement avait pu avoir accès au cannabis médical jusque très récemment. Les raisons sont diverses.

Les professionnels de santé étant peu formés, ils ont refusé le traitement à certains malades sous prétexte de preuves scientifiques insuffisantes.

La réglementation impose d'obtenir une prescription médicale auprès d'un médecin inscrit sur le registre des spécialistes de l'Ordre des médecins britanniques et exerçant dans une clinique privée. Le prix de la consultation est en général élevé, de même que le coût mensuel des traitements.

Les infrastructures pour établir les prescriptions ont été lentes à se mettre en place.

Une fois l'ordonnance obtenue, les malades ont eu des difficultés pour se voir délivrer leur prescription : les fabricants sont situés à l'étranger (Canada, Australie ou Pays-Bas), et cela peut prendre des semaines, voire des mois, pour que les produits soient livrés.

En raison d'un accès trop lent et de coûts très élevés, certaines familles sont allées se fournir pour leur enfant à l'étranger, notamment aux Pays-Bas, là où sont fabriqués les produits, au risque de se faire arrêter à la frontière et de se voir retirer leur cannabis. La situation est devenue critique pour le gouvernement britannique lorsqu'une enquête a révélé en janvier 2020 que 2,8 % de la population adulte pouvait s'automédiquer avec du cannabis illégal vendu dans la rue[1]. Cette situation a permis une accélération progressive des procédures de délivrance, ce qui a eu pour effet de donner accès à un plus grand nombre de patients.

Indications approuvées au Royaume-Uni

Épilepsies pharmacorésistantes
Spasticité dans la sclérose en plaques
Douleurs chroniques
Nausées et vomissements induits par la chimiothérapie dans le traitement du cancer

Irlande, le choix de l'expérimentation

L'Irlande a commencé à s'intéresser au cannabis médical en 2016. Dès 2017, le gouvernement a cherché à mettre en place un programme d'accès au cannabis médical pour les patients irlandais. Les autorités sanitaires ont publié un rapport[2], qui recommande l'autorisation de l'usage thérapeutique du cannabis dans certaines situations. À la suite de la publication de ce rapport, le ministère de la Santé a constitué un groupe d'experts pour conseiller le gouvernement dans la mise en place d'un programme de cannabis médical.

C'est en juillet 2019 que l'Irlande a autorisé le cannabis médical dans le cadre d'une expérimentation (Cannabis Access Program) d'une durée de cinq ans. La prescription est encadrée, puisqu'elle ne peut être effectuée et délivrée qu'après réception d'une autorisation ministérielle spécifique, accordée pour chaque patient au cas par cas par le ministère de la Santé. Les professionnels de santé peuvent prescrire du cannabis médical d'une qualité standardisée.

Les patients inclus dans le programme sont suivis dans le cadre d'un registre électronique, et des rapports réguliers seront adressés au ministère de la Santé. Point important, le gouvernement irlandais a approuvé le fait que le cannabis médical soit couvert par des régimes d'assurance, garantissant que les patients auront un accès plus facile à la plante.

Les indications validées

Nausées et vomissements induits par la chimiothérapie
Spasticité dans la sclérose en plaques
Épilepsies sévères pharmaco-résistantes
Les prescriptions seront effectuées en dernier recours, après échec des traitements conventionnels.

À l'issue des cinq années du programme, le gouvernement irlandais réévaluera l'accès au cannabis médical en prenant en compte les résultats du registre électronique.

L'Irlande a mis en place un modèle qui est assez proche de celui de l'expérimentation française, à l'exception près que le nombre de patients à recruter n'est pas défini et que les autorisations sont délivrées au cas par cas.

Italie, premier pays européen à autoriser la culture pour consommation personnelle

Depuis avril 2013, l'usage de cannabis thérapeutique est autorisé en Italie. Le pays n'ayant pas alors de production nationale, les premiers patients ont reçu du cannabis importé de Hollande à des prix prohibitifs : plus de 30 €/g.

En 2014, le pays a confié à l'armée la mission de produire du cannabis pour les malades italiens, avec comme objectif un prix de 5 €/g. L'armée ayant du mal à produire un cannabis de qualité, l'Italie a finalement décidé d'ouvrir des licences de production à des entreprises privées. Le pays se fournit désormais aux Pays-Bas et au Canada, mais compte sur sa future production nationale pour faire baisser le coût des médicaments.

Le cannabis peut être prescrit par tout médecin. La voie orale, la décoction et des extraits pour inhalation sont autorisés.

En 2017, le nombre de patients traités a été de 10 000.

Les indications avant 2018

Douleurs, spasmes et crampes associés à la sclérose en plaques et aux lésions de la moelle épinière
Nausées, perte d'appétit et perte de poids associées au cancer ou au VIH
Syndrome de Gilles de La Tourette
Glaucome

Depuis le 27 juillet 2018, il est possible de se faire prescrire du cannabis à usage médical pour traiter tous les types de douleurs, sans distinction. Cela signifie, pour les médecins, que le cannabis qui était réservé aux domaines de la neurologie et de la cancérologie devient un geste thérapeutique à part entière, et qu'il peut être prescrit dans toutes les pathologies qui entraînent une forme de douleur.

Depuis 2018, le gouvernement italien ambitionne de faire prendre en charge à 100 % par la Sécurité sociale italienne (Mutua) les produits à base de cannabis prescrits dans la douleur, mais ce remboursement n'est toujours pas appliqué.

En décembre 2019, une décision de la Cour de cassation a légalisé la culture de cannabis pour consommation personnelle, qu'elle soit à des fins médicales ou récréatives.

Cultiver du cannabis pour soi-même n'est donc plus un délit en Italie, et peut permettre d'alléger le coût à charge pour le malade.

L'exemple de la Sicile

Depuis janvier 2020, la région sicilienne prend en charge les frais encourus par les patients et fournit gratuitement les produits à base de cannabis aux patients siciliens souffrant de douleurs chroniques, d'une neuropathie ou de spasticité due à la sclérose en plaques.

La prescription du médicament s'effectuera exclusivement sur la base d'un plan thérapeutique d'une durée maximale de 6 mois, éventuellement renouvelable. Tous les médecins ne seront pas en mesure de prescrire du cannabis, seulement ceux qui sont employés par des sociétés régionales de santé publique et les spécialistes des centres d'anesthésie et de réanimation, de neurologie et de traitement de la douleur.

Le cannabis sera disponible sous forme de tisanes, de gélules, en inhalation (par le biais de vaporisateurs spécifiques) et d'huile à usage oral.

Danemark, un programme pilote réussi

Le Danemark a entamé relativement tôt une réflexion sur l'utilisation du cannabis médical, lançant un projet test de légalisation en 2016. Depuis le 1er janvier 2018, un programme pilote sur quatre ans a été lancé, supervisé par l'agence danoise du Médicament.

Après un peu plus d'un an d'opération, le programme dépasse les attentes des autorités et compte déjà plus de 2 000 patients recrutés, alors que les prévisions étaient d'environ 500 patients la première année. Le programme danois a même attiré 335 patients étrangers, pour la plupart suédois, désireux d'avoir accès au cannabis médical (en Suède, il n'est pour l'instant autorisé qu'au cas par cas). Parmi les patients qui ont été recrutés dans le programme, on compte majoritairement des femmes entre 42 et 64 ans.

Outre les patients, le programme a également convaincu les médecins, qui ont été près de 430 à prescrire du cannabis médical.

Les malades ont pour l'instant accès à six produits, dont des fleurs de cannabis. Les médicaments comme le Sativex®, le Marinol® et le Cesamet® sont autorisés, mais ne font pas partie du cadre de l'essai pilote. Les voies d'administration sont orales, sous forme de tisanes et d'huile en gouttes sublinguales.

Les indications du programme

Spasticité douloureuse dans la sclérose en plaques ou faisant suite à des dommages subis à la moelle épinière
Nausées causées par la chimiothérapie
Douleurs neuropathiques

Si le programme pilote a finalement été un succès, il a souffert d'un démarrage laborieux et a été confronté à de nombreuses difficultés. Il n'a pas anticipé la mise à disposition d'un nombre de produits suffisant, et ces derniers étaient trop chers. Il tablait sur le fait que du cannabis produit au Danemark permettrait d'avoir des produits moins chers, mais la production danoise n'a pas été capable de mettre sur le marché le nombre de produits répondant aux exigences de l'agence danoise du Médicament.

Les médecins danois ont également critiqué l'absence d'un guide ou d'une formation sur le cannabis médical afin de faciliter la prescription, notamment pour les médecins réticents.

Enfin, une étude réalisée par une association de malades atteints de sclérose en plaques a montré que la plupart des patients qui se traitent avec du cannabis se fournissent au marché noir.

Suisse, une mise en place progressive

Concernant le cannabis, la Suisse a un statut particulier. Le cannabis est en vente libre dans les bureaux de tabac, sous forme de fleurs séchées brutes, et dans les magasins spécialisés, sous forme d'huile et d'autres produits dérivés... mais le taux de THC est plafonné à 1 %.

Le cannabis médical, sans limitation du taux de THC, est autorisé depuis 2011 dans le cadre d'autorisations exceptionnelles pour une application médicale limitée. Il doit être prescrit par un médecin suisse, et tout médecin peut prescrire. Il doit soumettre sa demande d'autorisation exceptionnelle à l'office fédéral de la Santé publique suisse, en précisant le diagnostic, l'histoire de la maladie, l'indication visée, la liste des médicaments déjà administrés et le produit demandé, et en incluant une autorisation écrite du patient.

Les indications courantes autorisées sont la spasticité, la douleur, les nausées et la perte d'appétit. Le cannabis étant administré au cas par cas, certaines demandes portent sur des maladies comme l'autisme, les maladies de Parkinson et d'Alzheimer, le cancer ou les soins palliatifs, pour lesquels sont visés les symptômes associés. Dans ces situations, la demande doit être effectuée après inefficacité des traitements conventionnels. Après six à douze mois, un rapport sur les résultats du traitement par le cannabis doit également être présenté si le médecin souhaite continuer à en prescrire.

Hormis les fleurs, la liste des formes possiblement prescrites est assez large :

- préparations magistrales dont le ratio THC:CBD est variable (le produit le plus fréquemment prescrit est l'huile de cannabis avec un ratio THC 1 : 2 CBD ou THC 3 : 1 CBD).
- Sativex® et dronabinol.

Le nombre d'autorisations accordées en 2017 a été d'environ 3 000, et les poursuites de traitement ont concerné près de 40 % des autorisations accordées en 2017, ce qui suggère une certaine efficacité du cannabis. Les demandes les plus fréquentes portent sur les douleurs chroniques et la spasticité. L'âge moyen des patients était de 57 ans.

Compte tenu des bons résultats, le Conseil fédéral suisse a décidé, en juillet 2018, de renforcer l'accès au cannabis médical. Des prescriptions simplifiées sont à l'étude pour faciliter son accès aux patients souffrant de maladies telles que le cancer ou autre affection grave et douloureuse.

La question du remboursement sera également examinée, car le non-remboursement de ces médicaments par les assurances constitue un frein important et pousse la moitié des patients environ à interrompre le traitement. Le second frein est que seules trois pharmacies en Suisse (Langnau, Winterthur et Genève) proposent des produits à base de cannabis, ce qui limite l'accès aux traitements.

Par ailleurs, la Suisse encourage la recherche sur le cannabis médical.

Allemagne, le choix du remboursement d'emblée

En Allemagne le cannabis médical est disponible depuis mars 2017. Des fleurs et des extraits de cannabis peuvent être prescrits par tous les médecins et pour toutes indications en cas d'échec de la prise en charge standard. Il n'y a pas d'indications prédéfinies, elles restent sous la responsabilité du médecin.

Avant le démarrage du traitement, l'Assurance maladie doit valider son remboursement : de 65 à 70 % des demandes sont validées ; en cas de rejet, une ordonnance privée reste valide pour toutes indications, mais ne donne pas droit au remboursement.

Les produits à base de cannabis disponibles en Allemagne le sont sous les formes suivantes :

- fleurs de cannabis (14 variétés), préparations pour inhalation et infusions, gouttes, comprimés ; 4 ratios THC:CBD sont disponibles ;
- le Sativex® ;
- le dronabinol ;
- vaporisateur (deux vaporisateurs de la marque Storz et Bickel sont approuvés pour les utilisateurs de cannabis médical).

En Allemagne, le coût des fleurs de cannabis est très élevé, plus que celui du Sativex® ou du dronabinol. Un an après l'ouverture au cannabis médical, de 12 000 à 14 000 patients recevaient leur traitement, dont seulement 20 % sous forme de fleurs.

D'après les données de l'assurance maladie, 61 % des prescriptions concernent les douleurs chroniques, 7 % le cancer et 7 % les soins palliatifs. Le reste se répartit entre symptômes neurologiques, symptômes psychiatriques et symptômes du système digestif ou respiratoire. Les indications les plus fréquentes sont la douleur, la sclérose en plaques, la dépression et la spasticité.

Les généralistes constituent 27 % des prescripteurs, les neurologues, 16 %, et les psychiatres, 13 %. Les spécialistes de la douleur restent minoritaires. Ce profil de prescripteur est très ouvert, puisque tout médecin peut prescrire. L'approche est bien différente en France, où l'on a fait le choix des centres de référence hospitaliers pour poser le diagnostic, recruter et initier la prescription.

République tchèque, le remboursement après un premier échec

La République tchèque autorise depuis 2013 l'utilisation du cannabis dans de nombreuses indications.

Les indications

Spasticité douloureuse dans la maladie de Parkinson et la sclérose en plaques
Nausées chimio-induites
Douleurs chroniques
Perte d'appétit dans le cadre du sida ou du cancer
Syndrome de Gilles de La Tourette
Dermatoses et traitements des muqueuses

Un nombre limité de médecins est autorisé à prescrire le cannabis médical et les pharmacies sont insuffisamment approvisionnées, ce qui rend son accès difficile au patient. De plus, son prix est élevé car il est importé des Pays-Bas ou du Canada. Cette situation est devenue problématique, de nombreux patients étant dirigés soit vers le marché noir, soit vers l'autoculture, illégale en République tchèque, avec le risque d'avoir des produits non adaptés, voire dangereux pour la santé des patients. Par conséquent, le ministère de la Santé tchèque a publié en janvier 2019 une proposition de loi visant à faire rembourser par l'assurance maladie le traitement à base cannabis dans un maximum de 30 g par mois et par patient, à hauteur de 90 % du prix. La proposition a été adoptée par le Parlement, et le remboursement devrait être effectif en 2020.

Le produit est prescrit par les spécialistes, et l'administration s'effectue par voie orale ou par inhalation. En mai 2019, seulement 665 patients tchèques (soit 200 de plus qu'en 2018) avaient pu accéder au cannabis médical, alors que le nombre de médecins agréés autorisés à délivrer du cannabis médical était d'à peine 100. Le remboursement devrait permettre d'accélérer la prise en charge des nombreux patients qui entrent dans le cadre des indications.

La production de cannabis médical

- Quels sont les processus de production du cannabis médical ?
- Quelles sont les principales entreprises internationales de production de cannabis médical ?
- Qu'en est-il du développement d'une filière française de cannabis médical ?
- Quel est le cadre législatif pour la culture du cannabis en France ?

Si le cannabis à usage médical coûte cher, c'est parce que toute la chaîne, depuis la production (culture) jusqu'à la distribution en pharmacie, fait appel à un ensemble de procédures extrêmement rigoureuses qui visent à respecter des critères exigeants de qualité, de standardisation, de reproductibilité, de traçabilité et de sécurité pour l'utilisateur. Le cannabis médical se cultive, se produit et se transforme sur les mêmes standards que ceux du médicament, c'est ce qui le différencie du cannabis à visée récréative. Son autre caractéristique, c'est la mobilisation de quatre acteurs, qui ont chacun des exigences et des attentes spécifiques.

- Le médecin pose un diagnostic et prescrit à son patient une variété de cannabis avec une composition en actifs bien définie, une posologie, le tout pour un effet thérapeutique précis. Ce médecin veut être assuré que le cannabis prescrit sera de qualité médicale et que le rapport bénéfice-risque sera optimal, à savoir qu'il aura une efficacité connue et reproductible d'une prescription à l'autre, avec un nombre d'effets secondaires minimisés.
- Le malade souffre et espère un soulagement, avec le moins d'effets indésirables possible.
- L'État ou le gouvernement autorise le cannabis médical, légifère pour produire ou acheter du cannabis, accorde

une ou des licences à des industriels, et doit s'assurer de l'efficacité et de la sécurité pour les utilisateurs.

- Les industriels détiennent un savoir-faire dans la production du cannabis médical et sa transformation en produits finis, qui vont être soumis à des contrôles qualité extrêmement rigoureux.

Le coût du cannabis médical rend nécessaire la prise en charge des dépenses pour le patient, soit en partie, soit en totalité, par le système de santé ou par des assurances, au risque de voir, comme dans certains États des USA, au Canada ou aux Pays-Bas, les patients céder à la tentation de faire appel au circuit récréatif légal, voire au marché illégal.

Le malade s'expose alors à un risque important :

- la composition en actif n'est pas connue, l'efficacité et la tolérance ne sont donc pas garanties ;
- les taux de THC, trop élevés, inadaptés à la maladie du patient, génèrent des effets secondaires ;
- la présence de produits de coupe, de contaminants microbiologiques, de pesticides ou de métaux lourds induit un risque élevé de toxicité.

Ce qui est supportable pour les malades vivant dans un pays qui prend en charge, au moins partiellement, la délivrance du cannabis est difficile, voire insupportable, pour ceux qui, tous les mois, doivent affronter seuls un lourd investissement pour soulager leurs symptômes.

Les bonnes pratiques de production : de la culture à la transformation

C'est le ministère de la Santé ou une agence dédiée au cannabis médical (comme c'est le cas par exemple en Allemagne, en Italie, aux Pays-Bas ou en Israël) qui est en charge d'établir le cahier des charges pour l'appel d'offres auprès des industriels et de superviser l'ensemble du dispositif, jusqu'à la délivrance du cannabis médical au patient. L'objectif est de disposer de produits médicaux ayant des concentrations connues, standards, des produits reproductibles et issus des bonnes pratiques de production et de transformation pharmaceutique.

L'entreprise sélectionnée cultive plusieurs variétés de cannabis (les taux de THC et de CBD sont différents pour chaque variété), récolte les fleurs et extrait les principes actifs, avant de les transformer en produits finis, qui seront délivrés au patient. Les variétés de cannabis sont cultivées sous serre à un niveau GAP (Good Agricultural Practice), avec des concentrations en actifs définies, connues et contrôlées. Les usines de transformation du cannabis médical vont produire des fleurs séchées et de l'huile de haute qualité pharmaceutique à un niveau GMP (Good Manufacturing Practice), normes internationales et européennes.

Quelques points inscrits dans les appels d'offres pour les industriels

Variété(s) de cannabis cultivée(s)
Mode de culture
Mode de sélection des pieds femelles
Mode de contrôle phytosanitaire

Modalités de séchage et de conservation
Modalités de contrôle de la prolifération microbienne, des pesticides, des métaux lourds
Méthode d'obtention des produits finis
Dosages des actifs cannabinoïdes sur les produits finis
Dosages microbiologiques sur les produits finis
Conservation, stabilité des produits finis

Visite d'une installation de culture et de production

Les plants de cannabis sont cultivés dans des installations sécurisées du point de vue biologique. L'entrée dans les locaux nécessite le port d'une combinaison et le passage dans un sas de décontamination pour sécuriser la microbiologie des plantes.

La culture des plants de cannabis se fait indoor, en serre, et chaque étape de croissance de la plante a sa salle dédiée : nurser (germination ou bouture), salle de croissance, salle de floraison. Chaque salle a sa température, son hygrométrie et sa luminosité, qui sont contrôlées 24 heures sur 24. La qualité de l'eau et celle du substrat sont elles aussi contrôlées.

La qualité phytosanitaire des plantes ainsi que les concentrations en THC et en CBD de chaque variété sont contrôlées tout au long du processus de culture. L'environnement assure une sécurité génétique et l'absence de parasites et de pesticides. Tous les plants sont calibrés. Ils ont les mêmes propriétés, les mêmes pourcentages de CBD et de THC.

Principales étapes de production du cannabis en fleurs séchées : de la bouture au produit fini

Production du cannabis médical

Source : Cannimed.ca

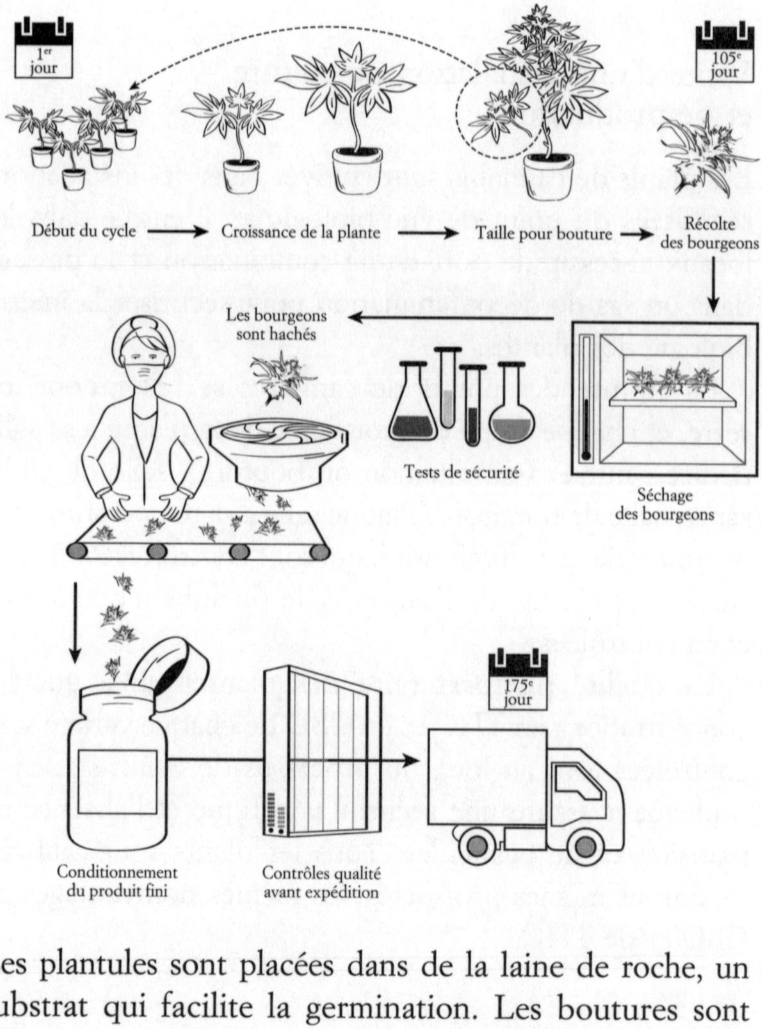

Les plantules sont placées dans de la laine de roche, un substrat qui facilite la germination. Les boutures sont transférées dans des pots (le bouturage est un mode de multiplication de certaines plantes à partir d'un organe ou d'un fragment d'organe isolé, comme un morceau de rameau). Lorsqu'elles sont cinq fois plus grandes que les plantules, les plantes sont transférées dans des pots plus grands. Les branches situées à la base des pots sont taillées pour servir de boutures destinées à un nouveau cycle.

Vers le centième jour, les plants adultes atteignent une taille de 1,2 à 2 mètres. La récolte des fleurs se fait à la main et le reste de la plante est détruit. Les fleurs sont hachées grossièrement par une machine, puis des contrôles de sécurité sont effectués : teneur en actifs et taux d'humidité. Les fleurs sont séchées dans des chambres d'aération, dans des conditions d'humidité et de température contrôlées, avant d'être conditionnées. Une batterie de tests de sécurité est alors effectuée sur le produit fini, avant l'acheminement sur le point de vente.

Jusqu'à quatre récoltes par an peuvent être pratiquées.

Le processus d'extraction de l'huile : de la fleur jusqu'au produit fini

De l'alcool éthylique de qualité pharmaceutique est injecté dans les fleurs séchées. De l'alcool, de l'eau et des cannabinoïdes sont récupérés. L'alcool et l'eau sont séparés du cannabis par évaporation, et la résine de cannabis est récupérée. Elle est additionnée d'huile d'olive puis, sous l'effet de la chaleur, une réaction de décarboxylation (réaction chimique qui permet de modifier la structure chimique des actifs du cannabis) est pratiquée pour activer le THC et le CBD. De l'huile d'olive est ajoutée après la décarboxylation, puis une batterie de tests de sécurité est effectuée sur le produit fini avant son conditionnement et l'acheminement sur le point de vente.

Processus d'extraction de l'huile

Source : Cannimed.ca

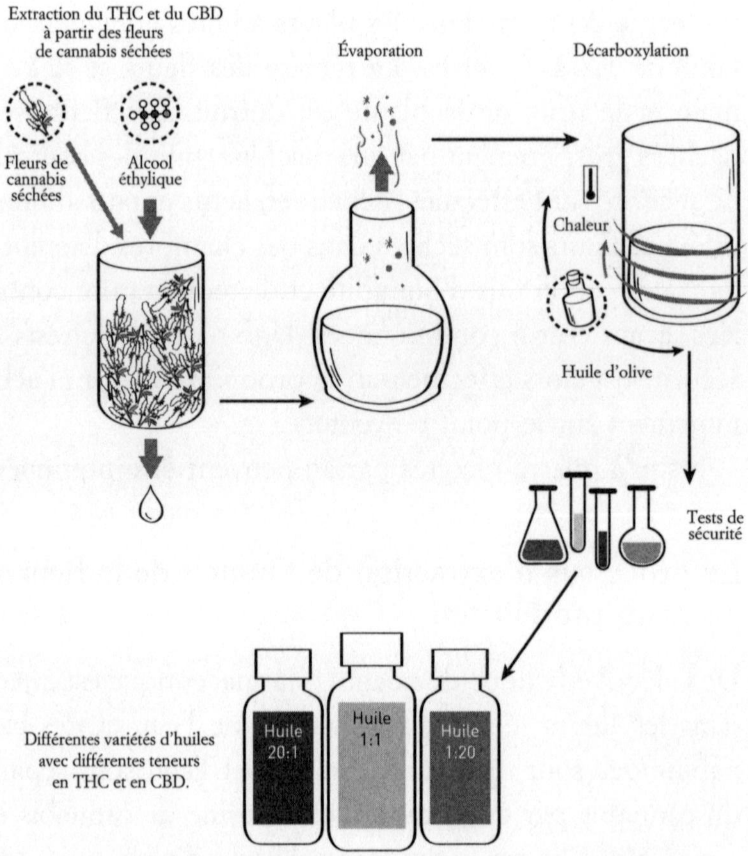

Les grands producteurs de cannabis médical

Précurseurs depuis 2002, les producteurs canadiens — Canopy Growth, Tilray, Aurora — figurent parmi les leaders du secteur et sont devenus des entreprises de dimension internationale. Depuis l'ouverture du Canada au cannabis médical, près de vingt ans se sont écoulés et une quarantaine de pays se sont engagés dans cette démarche.

La taille du marché du cannabis médical a naturellement explosé, et les prévisions mondiales de croissance sur les prochaines années sont très fortes. Pour profiter de cette croissance et offrir à leur agriculture de nouvelles sources de diversification, certains pays ont autorisé la production de cannabis sur leur sol, ce qui a laissé la place à de nouveaux acteurs attirés par ce marché international.

Bedrocan aux Pays-Bas, Columbia Care aux États-Unis, Clever Leaveset en Colombie, Intercure en Israël, Cann Group en Australie et la petite dernière, Emmac Life Sciences, au Royaume-Uni.

Si les prévisions annoncées restent attrayantes compte tenu du potentiel de croissance, les marchés restent encore chaotiques, et les entreprises du cannabis soumises à de violents soubresauts, une évolution en dents de scie, des gains importants et des pertes, des recrutements en masse et des licenciements.

Comme nous l'avons vu, gagner de nouveaux marchés lorsqu'un pays autorise le cannabis thérapeutique peut laisser espérer de nouvelles ventes, mais, si la distribution n'est pas au rendez-vous, si les coûts à la charge des patients sont trop élevés, les prévisions s'effondrent.

Les enjeux de la production mondiale agricole

Le marché mondial du cannabis médical pourrait s'élever à 55,8 milliards de dollars en 2025 (49 milliards d'euros), un chiffre quasiment multiplié par cinq par rapport à 2015, selon une étude du cabinet Grand View Research réalisée en 2017.

Si, aujourd'hui, vingt-deux pays européens ont autorisé la délivrance sur ordonnance de cannabis médical, peu d'entre eux ont autorisé sa production. Le marché légal de celui-ci est en plein essor. De 1,4 t en 2000, il est passé à 211,3 t en 2016.

Compte tenu des perspectives de diversification de l'agriculture, de plus en plus de pays se mettent sur les rangs des candidats producteurs de cannabis à visée médicale. C'est le cas des Pays-Bas (depuis 2003), de l'Italie (depuis 2006) ou, plus récemment, du Portugal (depuis 2018). En revanche, certains pays ont légiféré pour autoriser la production mais pas l'accès au cannabis médical. C'est le cas par exemple de l'Afrique du Sud, du Zimbabwe et de la Tanzanie. En Europe, vingt et un pays européens sur vingt-huit en produisent : le Portugal, Les Pays-Bas, l'Allemagne, la Suisse…

En Israël, où la culture est légale depuis 2012, l'exportation du cannabis médical vient d'être autorisée, le pays espérant retirer d'importantes retombées économiques de ce marché prometteur. Le cannabis *made in* Israël est produit dans quelques fermes qui sont très protégées.

En Australie, où l'usage thérapeutique du cannabis a été légalisé en 2016, des fermes cultivent légalement du cannabis médical depuis 2017. Le pays a autorisé début 2018 les exportations afin d'accroître les débouchés pour ses producteurs nationaux.

En Europe, c'est aux Pays-Bas que sont apparus les premiers producteurs légaux de cannabis médical, en 2003. Le pays a été récemment suivi par le Danemark, le Portugal et la Grèce.

En 2014, le Portugal a délivré les premières autorisations pour la production de cannabis médical destiné à l'exportation.

Première dans l'Union européenne : les Pays-Bas ont légalisé en 2019 la production de cannabis à visée récréative sur leur territoire, selon *les Échos* du lundi 2 septembre. Si la consommation de cannabis est dépénalisée dans le pays depuis 1976, sa production était jusqu'à présent interdite, La Haye craignant « de se mettre en porte-à-faux vis-à-vis de la communauté internationale », indique le quotidien. Le gouvernement souhaite désormais concurrencer les trafics parallèles. Les municipalités seront chargées de sélectionner les producteurs compétents en délivrant des autorisations pour « planter du cannabis dans leurs champs », note le quotidien. La qualité de leurs produits, « notamment la teneur en substances psychotropes », sera scrupuleusement vérifiée. Les communes seront ensuite chargées de distribuer le cannabis aux coffee-shops, à des prix inférieurs à ceux pratiqués par les dealers. Les prix n'ont pas encore été communiqués. Le dispositif, encore expérimental, sera d'abord testé dans dix municipalités, puis éventuellement étendu à l'ensemble du territoire.

La Thaïlande est devenue, fin 2018, le premier pays d'Asie du Sud-Est à légaliser la culture de cannabis à usage médical, tandis que c'est le Lesotho, petit royaume de 2 millions d'habitants, qui a joué les pionniers en Afrique en 2017.

On peut aussi évoquer les pays d'Amérique du Sud, la Colombie et l'Uruguay, producteurs historiques de cannabis. L'Uruguay a été le premier au monde à légaliser la culture du cannabis en 2013. Il s'est depuis organisé et structuré pour produire du cannabis médical. Il vient de rejoindre les rangs des pays exportateurs.

Les perspectives pour la France

Qui va fournir la France en cannabis médical ?

Dans le cadre de l'expérimentation, la France va devoir choisir ses partenaires industriels, qui vont fournir les produits finis de janvier 2021 à fin 2021. On peut penser que l'agence nationale de sécurité du médicament (ANSM) sera rassurée de faire appel à une ou deux entreprises détenant une belle expérience du cannabis médical. C'est bien sûr le cas des canadiens Canopy Growth, Tilray ou Aurora, et du néerlandais Bedrocan, des précurseurs du cannabis médical qui comptent aujourd'hui parmi les leaders mondiaux du marché du cannabis et qui distribuent déjà de nombreux pays européens.

Parmi ces géants canadiens, Tilray vient d'ouvrir un site de production opérationnel de plus de 2 hectares au Portugal, site destiné au marché européen.

Vers une filière française de cannabis médical ?

La sélection en cours des entreprises du cannabis médical ne peut s'affranchir des ambitions affichées depuis 2017 par certains départements français, la Creuse en tête, soutenue par son député, Jean-Baptiste Moreau, puis le Cher et la Bretagne.

S'appuyant sur la longue histoire de la France avec la culture du chanvre industriel — elle est aujourd'hui le leader européen du chanvre et le troisième producteur mondial —, la Creuse considère que le cannabis médical est une réponse à la crise agricole que connaît le département.

Cependant, la production de cannabis médical est totalement différente de celle du chanvre. Elle nécessite un apprentissage, une préparation et un savoir-faire spécifique avant d'être opérationnelle. De plus, cette production reste aujourd'hui interdite en France. Il faudra donc procéder à une modification de la législation.

Pour l'expérimentation, qui démarre avec un approvisionnement en premiers produits pour janvier 2021, ces départements n'auront pas le temps de s'organiser, d'autant plus que la France n'a pas encore légiféré pour autoriser la culture des fleurs de cannabis à des fins médicales. En revanche, une fois l'expérimentation terminée, le cannabis médical entrera, il faut l'espérer, dans sa deuxième phase, la phase d'extension, au cours de laquelle ces départements devront se préparer pour créer la filière française. Pour y parvenir, ils pourront s'aider des cahiers des charges établis par l'ANSM afin de sélectionner les producteurs étrangers. Une surface relativement faible serait nécessaire si l'usage médical était pérennisé en France : moins de 100 hectares permettraient de couvrir les besoins de 300 000 personnes.

La Creuse, les arguments pour la diversification

- La Creuse a une antériorité dans le domaine du chanvre industriel et un indéniable savoir-faire, issu de plus d'un siècle de pratique.
- Une surface de 1 hectare de cannabis peut rapporter dix fois plus que la même surface de blé. La marge du producteur passe d'environ 300 € à près de 2 000 €.
- Le cannabis médical sera créateur d'emplois. Les estimations sont de 400 à 500 créations de poste.
- La Creuse dispose de laboratoires locaux équipés pour commencer la production, et elle est prête à construire des serres aux normes.
- Il faut au département dix à douze mois pour s'organiser, tester la production.

Le Cher, les arguments pour la diversification

- Le Cher peut aussi s'appuyer sur son savoir-faire historique de production de chanvre. Au XIXe siècle, les surfaces de chanvre atteignaient 176 000 hectares. En 1960, à cause notamment de la concurrence du coton, ces surfaces se sont réduites à 700 hectares.
- Quand 1 hectare de blé bio rapporte 400 €, 1 hectare de cannabis rapporte, avec les graines, 2 000 €.
- Le chiffre d'affaires pour 1 hectare de cannabis médical pourrait être de 30 000 à 100 000 €.

Si l'on se projette en 2022, une fois l'expérimentation terminée, et si le gouvernement décide d'une généralisation de l'accès au cannabis médical, les patients concernés ne seront pas 3 000, mais entre 300 000 et 1 million. Dans ce cas, une filière française du cannabis médical opérationnelle en 2022 pourrait devenir un acteur majeur du marché du cannabis en France.

Les revenus dégagés et les enjeux économiques du cannabis sont importants, et ils pourraient redynamiser des départements dont l'agriculture est sinistrée.

Glossaire

Addiction, addictologie

L'addiction se définit par une dépendance à une substance ou à une activité, avec des conséquences délétères. Il s'agit de l'impossibilité répétée de contrôler un comportement et la poursuite de ce comportement en dépit de la connaissance de ses conséquences négatives.

L'Institut nord-américain des drogues, le National Institute of Drug Abuse (NIDA), en donne la définition suivante : « L'addiction est une affection cérébrale chronique, récidivante, caractérisée par la recherche et l'usage compulsifs de drogue, malgré la connaissance de ses conséquences nocives. »

AMM (autorisation de mise sur le marché)

Pour être commercialisée, une spécialité médicament doit obtenir préalablement une autorisation de mise sur le marché (AMM). Celle-ci est délivrée par l'Agence nationale de sécurité du médicament et des produits de santé (ANSM) pour les médicaments à usage humain.

ANSM (Agence nationale de sécurité du médicament et des produits de santé)

L'ANSM est un établissement public qui a pour mission principale d'évaluer les risques sanitaires présentés par les médicaments et les produits de santé destinés à l'être humain. Concernant le cannabis médical, elle est en charge de définir les modalités de l'expérimentation. Elle en assure également le suivi.

Anticonvulsivants

Les anticonvulsivants appartiennent à un groupe de médicaments antiépileptiques. Ils sont utilisés dans la prévention ou le traitement de l'épilepsie ; leur action est symptomatique, et non pas curative. Ils sont capables de diminuer la sévérité des crises, la fréquence de celles-ci, voire de les supprimer complètement.

Antiémétique

Un antiémétique est un médicament qui agit contre les vomissements et les nausées.

Antispastique

Les antispastiques sont des traitements destinés à prendre en charge la spasticité (augmentation excessive et permanente du tonus musculaire de repos), qui se rencontre dans la plupart des lésions neurologiques.

Antitumoral

Qualifie un traitement qui lutte contre la survenue et le développement des tumeurs.

Autoculture

L'autoculture du cannabis est en pleine expansion depuis une dizaine d'années. De plus en plus de consommateurs de cannabis le cultivent pour leur propre usage.

Bhang

Le *bhang* est une boisson indienne utilisée depuis des milliers d'années. Elle est élaborée à base de lait et de yaourt, d'épices et de pâte (résine) de cannabis.

Botulique (toxine)

Toxine sécrétée par la bactérie responsable du botulisme et génératrice de paralysie musculaire. À faible dose, elle est utilisée en thérapeutique par les médecins hospitaliers pour réduire la spasticité.

Cannabis ***(C. sativa, C. indica, C. ruderalis)***

La plante cannabis se caractérise par sa concentration élevée en cannabinoïdes (principalement le THC et le CBD). Sa culture, sa transformation et sa consommation sont interdites en France. Ce sont les fleurs qui sont récoltées pour une utilisation récréative ou médicale. Le cannabis est composé de quatre grandes familles : les variétés *sativa, indica* et *ruderalis,* et les variétés hybrides.

- *Cannabis sativa* : c'est l'espèce la plus commune et celle qui offre le plus de possibilités d'utilisations (chanvre industriel, cannabis récréatif et médical).
- *Cannabis indica* : son utilisation est principalement récréative.
- *Cannabis ruderalis* : il est utilisé pour la production de variétés hybrides à des fins médicales.
- Les variétés hybrides : croisement entre différentes espèces à des fins médicales afin d'obtenir différents ratios THC:CBD.

Cannabinoïdes

Les cannabinoïdes sont des substances qui activent les récepteurs cannabinoïdes présents surtout dans le système nerveux et le système immunitaire. Ils incluent les cannabinoïdes endogènes (endocannabinoïdes), sécrétés naturellement dans l'organisme, les cannabinoïdes exogènes (phytocannabinoïdes), présents dans le cannabis, et les cannabinoïdes de synthèse, développés comme médicaments.

CBC (cannabichromène)

Le CBC, un phytocannabinoïde mineur, est produit par la fleur de cannabis. Il est non psychotrope. Encore peu connu des chercheurs, il aurait la capacité d'entrer en synergie avec les autres cannabinoïdes et serait impliqué dans l'effet d'entourage (voir ce terme).

CBD (cannabidiol)

Le cannabidiol (CBD) est l'un des deux phytocannabinoïdes majeurs, avec le THC. Il a été isolé pour la première fois en 1940. Il est présent, comme tous les phytocannabinoïdes, dans la fleur de cannabis. Il est non psychoactif et non addictif. Il connaît aujourd'hui un succès grandissant pour son action bien-être et santé : il réduit l'anxiété et favorise le sommeil. Sur le plan médical, il possède des propriétés anticonvulsivantes, anti-inflammatoires et antalgiques.

CBG (cannabigérol)

Le cannabigérol (CBG) est un phytocannabinoïde mineur. On le retrouve en faible quantité dans la plante cannabis.

Découvert en 1960, il est le précurseur du THC et du CBD. Il est non psychotrope.

CBN (cannabinol)

Le cannabinol (CBN) est un phytocannabinoïde mineur. Sa concentration, très faible dans la fleur, augmente avec l'exposition à la lumière et à l'air, car il s'agit d'un produit issu de l'oxydation du tétrahydrocannabinol (THC). Il est peu psychotrope.

Chanvre (industriel ou agricole)

Le chanvre appartient à la même famille botanique que le cannabis ; son nom latin en atteste : *Cannabis sativa* L. C'est sur la composition en THC (le composé psychoactif), le mode de culture et de récolte, et l'usage qui en est fait que l'on différencie le chanvre du cannabis.

Le chanvre se caractérise par des variétés qui présentent une très faible teneur en THC (légalement, moins de 0,2 % en France), alors que le cannabis possède des concentrations plus élevées, pouvant atteindre 40 %. Lors de la récolte du chanvre, ce sont les tiges et les graines qui sont exploitées. La récolte des fleurs et des feuilles est interdite en raison de leur concentration en cannabinoïdes, notamment en THC. Pour le cannabis, ce sont les fleurs et, dans une moindre mesure, les feuilles qui sont récoltées, car elles sont recouvertes d'une résine concentrée en cannabinoïdes.

Le chanvre est utilisé dans de nombreuses applications industrielles : bâtiment, emballage, automobile, pâte à papier, alimentation (humaine et animale), textile, etc. Les fibres du chanvre (25 % du poids de la plante) sont exploitées pour la papeterie, les matériaux d'isolation, les plastiques biosourcés et le textile. Les graines (11 % du poids) sont exploitées pour l'alimentation humaine et animale, ainsi que pour les cosmétiques. La chènevotte, qui se situe au cœur de la tige du chanvre (43 % du poids), est exploitée en litière pour animaux, pour le bâtiment et en paillage pour le jardin.

Le chanvre est facile à cultiver. La plante s'étale rapidement, étouffe les mauvaises herbes et évite l'utilisation de pesticides. Son odeur relativement forte éloigne les insectes et évite l'utilisation d'insecticides. Une vingtaine de variétés de *Cannabis sativa* L. sont autorisées en France pour l'agriculture, car leur teneur en THC est inférieure à 0,2 %. L'Hexagone est le premier producteur de chanvre industriel d'Europe et le troisième producteur mondial, derrière la Chine et le Canada.

CSST (comité scientifique spécialisé temporaire)

Les comités scientifiques spécialisés temporaires sont des groupes d'experts externes, constitués et supervisés par l'ANSM pour répondre à une problématique donnée. Ils ne se réunissent qu'un nombre de fois limité, sur une période limitée dans le temps. Leur création et la nomination de leurs membres font l'objet d'une décision du directeur général de l'ANSM.

Dravet (syndrome de)

Le syndrome de Dravet est une épilepsie grave de l'enfant, d'origine génétique, qui commence avant l'âge de 12 mois par des crises convulsives.

Endocannabinoïdes

Les endocannabinoïdes sont des molécules synthétisées par notre organisme. Elles se fixent et activent les récepteurs cannabinoïdes CB1 et CB2. Elles sont au nombre de cinq et, parmi elles, l'anandamide (AEA) et le 2-arachidonylglycérol (2-AG) sont les plus étudiés.

Entourage (effet)

Les phytocannabinoïdes issus de la plante cannabis exercent entre eux une synergie d'action. C'est ce qu'on appelle l'« effet d'entourage ». Cet effet expliquerait pourquoi un extrait complet de la plante, avec tous ses composés, exerce un effet plus important que la somme des composants séparés.

Extraits de cannabis à spectre complet

Différents procédés d'extraction de la fleur de cannabis permettent de conserver l'ensemble des principes actifs. On parle alors d'« extraits à spectre complet ». Ces derniers présentent un potentiel thérapeutique plus important.

Flavonoïdes

Présents dans de nombreuses plantes et aliments, les flavonoïdes donnent à ces derniers leur couleur. Ils font partie de la famille des polyphénols, connus pour leurs propriétés anti-inflammatoires et antioxydantes. Parmi la vingtaine de flavonoïdes retrouvés dans le cannabis, la cannflavine A et la cannflavine B le sont exclusivement dans la plante.

Fleurs ou sommités fleuries (ou florales)

Les plants de cannabis femelles produisent les fameuses fleurs résineuses qui sont récoltées, puis nettoyées et souvent taillées. Les sommités (ou têtes) florales de la plante sont composées de plusieurs éléments : le calice, les pistils et les trichomes.

Glaucome

Le glaucome est une maladie dégénérative du nerf optique, souvent associée à une hypertension intraoculaire qui entraîne une compression du nerf optique. Le glaucome non traité est responsable d'une perte progressive de la vision.

Haschisch (résine de cannabis)

Le haschisch, ou hasch, est produit à partir de la résine située sur les fleurs femelles du cannabis. Diverses techniques de fabrication sont employées dans le monde. La plus répandue, utilisée dans le monde arabe, consiste à faire sécher les plantes, puis à les tamiser afin d'isoler les gouttes de résine. C'est sous forme de blocs de résine de couleur brun clair à noire que le cannabis est le plus souvent utilisé en Europe. Contrairement à l'herbe, le haschisch est un produit transformé. La grande majorité des haschischs sont coupés avec des substances toxiques pour l'homme, pour augmenter son volume, et donc sa rentabilité.

Herbe

L'herbe est produite à partir des fleurs et des feuilles séchées de la couronne fleurie du cannabis. Contrairement au haschisch, elle n'est pas additionnée d'autres produits.

Lennox-Gastaut (syndrome de)

Le syndrome de Lennox-Gastaut est une forme d'épilepsie infantile sévère difficile à traiter. En général, elle commence chez l'enfant âgé de 2 à 8 ans.

Marijuana

Terme désignant le cannabis dans son usage récréatif. Probablement d'origine mexicaine, ce terme aurait été utilisé pour la première fois à la fin du XIXe siècle.

MICI (maladie inflammatoire chronique de l'intestin)

Les maladies inflammatoires chroniques de l'intestin — maladie de Crohn et rectocolite hémorragique — se caractérisent par une inflammation de la paroi d'une partie du tube digestif. Elles touchent environ 200 000 personnes en France.

Myorelaxant

Un myorelaxant est un médicament ayant pour effet de décontracter les muscles.

Neuropathique (douleurs)

La douleur neuropathique est une douleur causée par une lésion du système nerveux.

Opiacés, opioïdes

Les opiacés sont des substances dérivées de l'opium. Les opioïdes sont des produits synthétiques dérivés en partie ou totalement de l'opium, et ayant des effets similaires.

Pharmacopée

La pharmacopée est un ouvrage encyclopédique recensant principalement les plantes à usage thérapeutique, les substances d'origine animale ou minérale et, plus récemment, les substances chimiques.

Phytocannabinoïdes

On appelle phytocannabinoïdes les cannabinoïdes végétaux présents dans la plante cannabis.

Psychotrope

Un psychotrope est un médicament ou une substance qui agit principalement sur le psychisme et sur le système nerveux central.

Psychoactif

Les substances psychoactives agissent directement sur le cerveau en modifiant le comportement, l'humeur, les perceptions et l'activité mentale. Dans le cannabis, c'est le THC qui est le principal composant psychoactif.

Ratio THC:CBD

Le ratio THC:CBD permet de caractériser et de classifier chaque variété de cannabis pour définir son bénéfice médical. Pour une variété donnée, les concentrations de THC et de CBD sont mesurées, et le ratio THC:CBD permet de préciser l'effet médical attendu. Une variété avec un ratio THC:CBD élevé (forte teneur en THC, faible en CBD) aura un effet antalgique et antiémétique (contre les nausées et les vomissements). Une variété avec un ratio THC:CBD faible (forte teneur en CBD, faible en THC) aura un effet anticonvulsivant (qui réduit les crises convulsives de l'épilepsie) et un effet apaisant pour les soins palliatifs. Une variété avec un ratio THC:CBD équilibré, proche de 1, aura un effet sur les spasticités douloureuses.

Récepteur

Un récepteur est une protéine qui peut être comparée à une serrure. Lorsqu'une clé (une molécule) se fixe sur ce récepteur, elle déclenche un effet biologique.

Récréatif

L'usage récréatif du cannabis est son usage en tant que stupéfiant, c'est-à-dire pour ses effets psychoactifs.

Registre

Un registre est une base de données anonymisée et sécurisée, constituée des données médicales et administratives d'une population de patients. Dans le cadre de l'expérimentation sur le cannabis médical, un registre électronique de suivi des patients inclus est mis en place.

Spasticité

La spasticité est définie par une contraction musculaire réflexe exagérée. Elle peut être à l'origine de douleurs et de spasmes, et provoquer une impotence fonctionnelle des membres. Elle accompagne la plupart des troubles neurologiques déficitaires consécutifs aux pathologies suivantes : accident vasculaire cérébral, traumatisme crânien, lésion médullaire, sclérose en plaques.

Sinsemilla

Têtes ou sommités florales résineuses de la plante femelle non fécondée, qui concentrent les taux de phytocannabinoïdes les plus élevés.

Soins palliatifs

Les soins palliatifs sont des soins qui visent le confort du malade, souvent en fin de vie. L'objectif des soins est de prévenir et de soulager les douleurs physiques, les symptômes inconfortables ou encore la souffrance psychologique. Les soins palliatifs sont l'une des cinq indications de l'expérimentation du cannabis médical.

Stupéfiant

Un stupéfiant est une drogue illicite, une substance psychoactive dont l'usage est susceptible d'engendrer une consommation problématique.

Système endocannabinoïde

Le système endocannabinoïde comprend les récepteurs aux cannabinoïdes (CB1 et CB2), largement retrouvés dans le système nerveux et dans le système immunitaire, les endocannabinoïdes, molécules synthétisées par l'organisme qui se fixent sur ces récepteurs, et les enzymes de dégradation des endocannabinoïdes. Il intervient dans l'équilibre de nombreuses fonctions, parmi lesquelles le contrôle des émotions, le contrôle de l'appétit, les réponses au stress et le contrôle de l'inflammation ainsi que de l'activité des cellules immunitaires.

Terpènes et terpénoïdes

Les terpènes et les terpénoïdes, présents dans de nombreuses plantes, sont des substances aromatiques qui influencent leur odeur et leur goût. Plus de deux cents terpènes différents sont connus dans la plante de cannabis. Ils possèdent de nombreuses propriétés bénéfiques sur la santé, qui viennent s'ajouter à celles des phytocannabinoïdes :

propriétés sédatives, anti-inflammatoires, antispasmodiques, antalgiques…

THC

Le tétrahydrocannabidiol (THC), ou delta-9-tétrahydrocannabinol, est l'un des deux cannabinoïdes majeurs, avec le CBD. Il est connu pour son effet psychoactif. Le docteur Raphael Mechoulam, professeur de chimie médicale à l'université hébraïque de Jérusalem, a identifié en 1964 le THC comme étant le principal composant psychoactif du cannabis. C'est l'action de celui-ci qui est recherchée pour un effet récréatif. Mais le THC possède aussi de nombreux effets médicaux, en particulier des propriétés antalgiques, anti-inflammatoires, myorelaxantes, antiémétiques.

VIH (virus de l'immunodéficience humaine)

Le VIH est un rétrovirus, responsable du syndrome d'immunodéficience acquise (sida).

Notes

Avant-propos

1. George Lincoln Walton, *Why Worry?* The Floating Press, 1908.

Introduction

1. Source Pubmed.

Le cannabis médical, cinq mille ans d'histoire

1. J.M. McPartland, W. Hegman and T. Long, « Cannabis in Asia: its center of origin and early cultivation, based on a synthesis of subfossil pollen and archaeobotanical studies », *Veget Hist Archaeobot* 2019.

2. Meng Reng et *al.,* « The origins of cannabis smoking: Chemical residue evidence from the first millennium BCE in the Pamirs », *Science Advances* 2019.

3. E.L. Abel, *Marijuana, The First Twelve Thousand Years,* Plenum Press, New York, 1980.

4. « Haschish, étude historique, chimique et physiologique », thèse soutenue à l'école de pharmacie de Paris.

5. « De l'ivresse produite par le kif », *Gazette médicale d'Algérie,* 23 septembre 1857, 142-144.

6. « Le kif d'Algérie au point de vue de la consommation, de l'influence sur la santé et de la règlementation administrative », *Journal d'hygiène,* 29 juin 1880.

7. W.B. O'Shaughnessy, « Case of Tetanus, Cured by a Preparation of Hemp (*Cannabis indica*) », *Transactions of the Medical and Physical Society of Bengal,* 1938-40, 8:462-469.

8. « On the preparations of the indian hemp, or gunjah », *Provincial Medical Journal,* 4 février 1843.

9. J. Clendinning, « Observations on the medicinal properties of the *Cannabis sativa* of India », *Med Chir Trans* 1843, 26:188-210.

10. J. Russell Reynolds, « Therapeutic Uses and Toxic Effects of *Cannabis indica* », *Lancet 1,* 1890 Mar 22, 637-638.

11. Martin Booth, *Cannabis: A History,* St. Martin's Press, New York, june 2005.

12. Convention unique sur les stupéfiants de 1961, adoptée dans le cadre des Nations unies, telle que modifiée par le protocole de 1972 portant amendement de la Convention unique sur les stupéfiants de 1961.

Comprendre les bases du cannabis médical

1. Y. Gaoni et R. Mechoulam, « Isolation, structure and partial synthesis of an active constituent of hashish », *J Am Chem Soc* 1964, 86:1646-1647.

2. R.G. Pertwee, « Cannabinoid pharmacology: the first 66 years », *Br J Pharmacol* 2006, 147 : S163-S171.

3. L. Venance, R. Maldonado et O. Manzoni, « Le système endocannabinoïde central », *Med Sci* (Paris), 20:1(2004): 45-53.

4. R. Mechoulam et *al.,* « Identification of an endogenous 2-monoglyceride, present in canine gut, that binds to cannabinoid receptors », *Biochem Pharmacol* 1995, 50:83-90.

5. D.J. Marcus et *al.,* « Endocannabinoid Signaling Collapse Mediates Stress-Induced Amygdalo-Cortical Strengthening », *Neuron* 2020.

6. L.A. Matsuda et *al.,* « Structure of a cannabinoid receptor and functional expression of the cloned cDNA », *Nature* 1990, 346:561-564.

7. M. Herkenham et *al.,* « Cannabinoid receptor localization in brain », *Proc Natl Acad Sci* 1990, 87:1932-1936.

8. M. Bouaboula et *al.,* « Cannabinoidreceptor expression in human leukocytes », *Eur J Biochem* 1993, 214:173-180.

9. S. Galiegue et *al.,* « Expression of central and peripheral cannabinoid receptors in human immune tissues and leukocyte subpopulations », *Eur J Biochem* 1995, 232:54-61.

10. D'après L. Xiaoting et *al.,* « Crystal Structure of the Human Cannabinoid Receptor CB2 », *Cell* 2019, volume 176, issue 3, P459-467:E1.

11. I. Turgeman, G. Bar-Sela, « Cannabis Use in Palliative Oncology:

A Review of the Evidence for Popular Indications », *Isr Med Assoc J* 2017, 19:85-8.

12. K.A. Rea et *al.,* « Biosynthesis of cannflavins A and B from *Cannabis sativa* L. », *Phytochemistry* 2019, volume 164, 162-171.

13. E.B. Russo, « Taming THC: potential cannabis synergy and phytocannabinoid-terpenoid entourage effects », *British Journal of Pharmacology* 2011, 163;1344-1364.

14. F.A. Pamplona, L.R. da Silva and A.C. Coan, « Potential Clinical Benefits of CBD-Rich cannabis Extracts Over Purified CBD in Treatment-Resistant Epilepsy: Observational Data Meta-analysis », *Front Neurol* 2018, 9;759.

15. European monitoring centre for drugs and drug addiction, « Developments in the European cannabis market », *EMCDDA Papers. Drogues, chiffres clés* 8e édition, OFDT 2019.

16. T. Néfau, *Le Point SINTES* n° 4, OFDT 2018.

17. Groupe d'expert sur la dépendance aux drogues de l'Organisation mondiale pour la santé, « Cannabidiol, critical review report », 2018.

18. F. Grotenhermen, « Pharmacokinetics and pharmacodynamics of cannabinoids », *Clin Pharmacokinet* 2003, 42:327-60.

L'expérimentation française (2020-2021)

1. Arrêté du 22 février 1990 modifié.

2. Article R.5132-86 modifié par décret n° 2013-473 du 5 juin 2013, art. 1.

3. Arrêté du 22 août 1990 portant application de l'article R.5132-86 du Code de la santé publique.

4. Code de la santé publique, article L3421-1 modifié par la loi n° 2007-297 du 5 mars 2007.

5. De la plante de cannabis, s'entend, à l'exclusion des spécialités pharmaceutiques disposant d'une autorisation de mise sur le marché (AMM) ou d'une autorisation temporaire d'utilisation (ATU).

Les indications de l'expérimentation française

1. « The Health Effects of cannabis and Cannabinoids: The Current State of Evidence and Recommendations for Research », The National Academies of Sciences, Engineering and Medicine, 2017.

2. D. Bouhassira et *al.,* « Prevalence of chronic pain with neuropathic characteristics in the general population », *Pain* 2008, 136(3):380-7.

3. « Livre blanc de la douleur 2017 », Société française d'étude et de traitement de la douleur.

4. D. Bouhassira et *al.,* loc. cit.

5. « Manuel MSD 2020 », Merck Sharp & Dohme Corp.

6. *Op. cit.*

7. L. Venance et *al.,* « Le système endocannabinoïde central », *Med Sci* (Paris) 2004, 20:45-53.

8. M.K. Light, A. Orens, B. Lewandowski and T. Pickton, « Market size and demand for marijuana in Colorado », *The Marijuana Policy Group,* 2014.

9. M. Mücke et *al.,* « Cannabis-based medicines for chronic neuropathic pain in adults », *Cochrane Database Syst Rev,* 2018 Mar 7;3.

10. M. Wallace et *al.,* « Efficacy of inhaled cannabis on painful diabetic neuropathy », *Journal of Pain,* 16(7):616-627.

11. R. Abuhasira et *al.,* « Medical cannabis for Older Patients – Treatment Protocol and Initial Results », *J. Clin. Med* 2019, 8(11),1819.

12. R. Abuhasira et *al.,* « Epidemiological characteristics, safety and efficacy of medical cannabis in the elderly », *Eur J Intern Med,* 2018 Mar, 49:44-50.

13. L. Venance et *al.,* loc. cit.

14. « The Health Effects of cannabis and Cannabinoids: The Current State of Evidence and Recommendations for Research », loc. cit.

15. Médicaments qui ont une action contre les nausées et les vomissements.

16. I.M. Braun et *al.,* « Medical Oncologists' Beliefs, Practices, and Knowledge Regarding Marijuana Used Therapeutically: A Nationally Representative Survey Study », *J Clin Oncol,* 2018 Jul 1;36(19):1957-1962.

17. B. Waissengrin, D. Urban, Y. Leshem, M. Garty and I. Wolf, « Patterns of use of medical cannabis among Israeli cancer patients:a single institution experience », *Journal of Pain and Symptom Management* 49, 2015, pp. 223-230.

18. Source : inserm.fr.

19. Source : orpha.net.

20. Source : inserm.fr.

21. P.F. Consroe, « Anticonvulsant nature of marihuana smoking », *JAMA,* 1975 Oct 20;234(3):306-7.

22. L'Epidyolex®, un médicament qui détient aujourd'hui une AMM en France.

23. O. Devinsky et *al.,* « Trial of Cannabidiol for Drug-Resistant Seizures in the Dravet syndrome », *N Engl J Med* 2017, 376:2011-2020.

24. O. Devinsky et *al.,* « Effect of Cannabidiol on Drop Seizures in the Lennox-Gastaut syndrome », *N Engl J Med* 2018, 378:1888-1897.

25. A. Van Lancker, A. Velghe, A. Van Hecke et *al.,* « Prevalence of symptoms in older cancer patients receiving palliative care: a systematic review and meta-analysis », *J Pain Symptom Manage* 2014, 47:90-104.

26. C. Cyr et *al.,* « Cannabis in palliative care: current challenges and practical recommendations », *Annals of Palliative Medicine* 2018, vol 7, n° 4, pp. 463-477.

27. L. Bar-Lev Schleider, R. Mechoulam, V. Lederman et *al.,* « Prospective analysis of safety and efficacy of medical cannabis in large unselected population of patients with cancer », *Eur J Intern Med* 2018, 49:37-43.

28. C. Confavreux et *al.,* « Early clinical predictors and progression of irreversible disability in multiple sclerosis: an amnesic process », *Brain* 2003, 126:770-82.

29. A. Grimaldi, *les Maladies chroniques, vers la 3e médecine,* Odile Jacob, 2017.

30. Toxine sécrétée par la bactérie responsable du botulisme et de paralysie musculaire. À faible dose, elle est utilisée en thérapeutique pour réduire la spasticité.

31. Sativex® : résumé des caractéristiques du produit.

32. J. Markova et *al.,* « Sativex® as add-on therapy vs. further optimized first-line ANTispastics (SAVANT) in resistant multiple sclerosis spasticity: a double-blind, placebo-controlled randomised clinical trial », *Int J Neurosci,* 2019 Feb, 129(2):119-128.

33. J.P. Zajicek et *al.,* « MUltiple Sclerosis and Extract of cannabis: results of the MUSEC trial », *J Neurol Neurosurg Psychiatry* 2012, 83:1125-1132.

Les risques associés

1. M.A. Ware et *al.,* « Cannabis for the Management of Pain: Assessment of Safety Study (COMPASS) », *The Journal of Pain,* vol. 16, issue 12, December 2015, pp. 1233-1242.

2. M.C. Torres-Moreno et *al.,* « Assessment of Efficacy and Tolerability of Medicinal Cannabinoids in Patients With Multiple Sclerosis: A Systematic Review and Meta-analysis », *JAMA Network Open* 2018, 1(6).

3. A. Agrawal et *al.,* « Initial reactions to tobacco and cannabis smoking: A twin study », *Addiction* 2014, 109(4):663-671.

4. C. Cyr et *al.,* loc. cit.

5. O. Devinsky et *al.,* « Trial of Cannabidiol for Drug-Resistant Seizures in the Dravet syndrome », *N Engl J Med* 2017, 376:2011-2020.

6. M.M. Bergamaschi, R.H. Queiroz, A.W. Zuardi et *al.,* « Safety and side effects of cannabidiol, a cannabis sativa constituent », *Curr Drug Saf* 2011, 6:237-49.

7. F.M. Filbey et *al.,* « Long-term effects of marijuana use on the brain », *PNAS,* Nov 2014, 111(47):16913-16918.

8. E. Van de Giessen et *al.,* « Deficits in striatal dopamine release in cannabis dependence », *Mol Psychiatry* 2017, 22:68-75.

9. T.D. Metz and E.H. Stickrath, « Marijuana use in pregnancy and lactation: a review of the evidence », *Am J Obstet Gynecol,* 213:761-778.

10. K. Bobby et *al.,* « Effect of intrauterine marijuana exposure on fetal growth patterns and placental vascular resistance », *The Journal of Maternal-Fetal & Neonatal Medicine* 2019.

11. B.V. Natale et *al.,* « Δ9-tetrahydrocannabinol exposure during rat pregnancy leads to symmetrical fetal growth restriction and labyrinth-specific vascular defects in the placenta », *Sci Rep* 2020, 10:544.

12. D.J. Corsi et *al.,* « Association Between Self-reported Prenatal cannabis Use and Maternal, Perinatal, and Neonatal Outcomes », *JAMA* 2019, 322(2):145-152 (doi:10.1001/jama.2019.8734).

13. K.R. Kelton et *al.,* « Management of cannabis Use in Breastfeeding Women: The Untapped Potential of International Board Certified Lactation Consultants », *Breastfeeding Medicine* 2020, vol. 15, n° 2.

14. B. Hahn, « The Potential of Cannabidiol Treatment for cannabis Users With Recent-Onset Psychosis », *Schizophr Bull* 2018, 44:46-53.

15. Données : Sécurité routière.

16. K.L. Movig, M.P. Mathijssen, P.H. Nagel, T. van Egmond, J.J. de Gier, H.G. Leufkens and A.C. Egberts, « Psychoactive substance use and the risk of motor vehicle accidents », *Accid Anal Prev* 2004, 36:631-6.

17. S. Hartley et *al.,* « Effect of Smoked cannabis on Vigilance and Accident Risk Using Simulated Driving in Occasional and Chronic Users and the Pharmacokinetic-Pharmacodynamic Relationship », *Clinical Chemistry* 2019, vol. 65, issue 5, pp. 684-693.

18. P. Fried et al., *Cannabis and Cannabinoids; Pharmacology, Toxicology and Therapeutic Potential,* Haworth Press, Binghamton/New York, 2001.

19. Source : inserm.fr.

20. Les cytochromes sont des enzymes intervenant dans le métabolisme des médicaments au niveau hépatique. L'augmentation ou la diminution de leur activité par certains médicaments va avoir un impact sur

l'élimination du cannabis dans l'organisme qui sera soit augmentée soit diminuée.

L'avenir du cannabis médical, les voies de recherche

1. Source : clinicaltrials. gouv.

2. G. Velasco et *al.,* « Anticancer mechanisms of cannabinoids », *Current Oncology,* 2016 Mar, vol. 23, supp. 2.

3. F.C. Rocha, J.G. Jr. dos Santos, S.C. Stefano and D.X. da Silveira, « Systematic review of the literature on clinical and experimental trials on the antitumor effects of cannabinoids in gliomas », *Journal of Neuro-Oncology* 2014, 116(1):11-24.

4. B. Hinz and R. Ramer, « Anti-tumour actions of cannabinoids », *British Journal of Pharmacology* 2019, 176:1384-1394.

5. P. Whiting et *al.,* « Cannabinoids for medical use: A systematic review and meta-analysis », *Journal of the American Medical Association* 2015, 313(24):2456-2473.

6. « Enquête douleur », France Parkinson 2016.

7. « Livre blanc de la douleur 2017 », Société française d'étude et de traitement de la douleur.

8. G. Habib and I. Avisar, « The consumption of cannabis by fibromyalgia patients in Israel », *Pain Res Treat* 2018.

9. G. Habib and I. Avisar, « The consumption of cannabis by fibromyalgia patients in Israel », *Pain Res Treat* 2018.

10. T. Gonen et *al.,* « Cannabis and Cannabinoids in the Treatment of Rheumatic Diseases », *Rambam Maimonides Med J* 2020, 11(1).

11. Justin Sinclair *et al.,* « Cannabis Use, a Self-Management Strategy Among Australian Women With Endometriosis: Results From a National Online Survey », *Journal of Obstetrics and Gynaecology Canada* (2019).

12. A.E. Reinert et *al.,* « Self-Reported Efficacy of cannabis for Endometriosis Pain », *Journal of Minimally Invasive Gynecology* 2019, vol. 26, issue 7, S72.

13. E. García-Planella et *al.,* « Use of complementary and alternative medicine and drug abuse in patients with inflammatory bowel disease », *Med Clin (Barc)* 2007, 128:45-48.

14. A. Swaminath et *al.,* « The Role of cannabis in the Management of Inflammatory Bowel Disease: A Review of Clinical, Scientific, and Regulatory

Information », commissioned by the Crohn's and Colitis Foundation, *Inflammatory Bowel Diseases* 2019, vol. 25, issue 3, pp. 427-435.

15. I. Tomida et *al.,* « Effect of sublingual application of cannabinoids on intraocular pressure: A pilot study », *Journal of Glaucoma* 2007, 15(5):349-353.

16. « The Health Effects of cannabis and Cannabinoids: The Current State of Evidence and Recommendations for Research », The National Academies of Sciences, Engineering and Medicine, 2017.

17. N.L. Solher et *al.,* « Cannabis Use is Associated with Lower Odds of Prescription Opioid Analgesic Use Among HIV-Infected Individuals with Chronic Pain », *Substance Use & Misuse* 2018, vol. 53(10).

18. D.J. Hermes et *al.,* « Neuroprotective effects of fatty acid amide hydrolase catabolic enzyme inhibition in a HIV-1 Tat model of neuroAIDS », *Neuropharmacology* 2018, 141:55-65.

19. T. Rubino et *al.,* « Cannabis abuse in adolescence and the risk of psychosis: A brief review of the preclinical evidence », *Prog Neuropsychopharmacol Biol Psychiatry* 2013, S0278-5846(13)00162-0.

20. J. de Ternay et *al.,* « Therapeutic Prospects of Cannabidiol for Alcohol Use Disorder and Alcohol-Related Damages on the Liver and the Brain », *Front Pharmacol* 2019, 10:62.

21. M.A. Bachhuber et *al.,* « Medical cannabis Laws and Opioid Analgesic Overdose Mortality in the United States, 1999-2010 », *JAMA Intern Med* 2014, 174(10):1668-1673.

22. C. Griffith et *al.,* « The Benefits and Effects of Using Marijuana as a Pain Agent to Treat Opioid Addiction », *J Hosp Med Manage* 2018, vol. 4, n° 3:7.

23. A. Neumister et *al.,* « Elevated Brain Cannabinoid CB1 Receptor Availability in Posttraumatic Stress Disorder: A Positron Emission Tomography Study », *Mol Psychiatry,* 2013 Sep, 18(9):1034-1040.

24. S. Lake et *al.,* « Does cannabis use modify the effect of post-traumatic stress disorder on severe depression and suicidal ideation? Evidence from a population-based cross-sectional study of Canadians », *Journal of Psychopharmacology* 2020, 34(2):181-188.

25. L. Elms et *al.,* « Cannabidiol in the Treatment of Post-Traumatic Stress Disorder: A Case Series », *J Altern Complement Med,* 2019 Apr, 25(4):392-397.

26. R. Jetly et. *al,.* « The efficacy of nabilone, a synthetic cannabinoid, in the treatment of PTSD-associated nightmares: A preliminary randomized, double-blind, placebo-controlled cross-over design study », *Psychoneuroendocrinology,* 2015 Jan, vol. 51, pp. 585-588.

Le tour du monde du cannabis médical

1. YouGov poll, « Left Behind: The Scale of Illegal cannabis Use for Medicinal Intent in the UK », Centre for Medical Cannabis.
2. « Cannabis for Medicinal Use », A Scientific Review.

Table

Comprendre les bases du cannabis médical

L'expérimentation française (2020-2021)

Les indications de l'expérimentation française

Les risques associés

L'avenir du cannabis médical, les voies de recherche

Le tour du monde du cannabis médical

La production de cannabis médical

Du même auteur

Les Nouvelles Clés de la longévité,
Leduc. s, 2019.

Le Grand Livre des secrets de la longévité,
Leduc. s, 2018.

Direction : Jean-Louis Hocq
Direction éditoriale : Marion Guillemet-Bigeard
Édition : Lama Younès-Corm
Conception et réalisation de la couverture : Guylaine Moi
Mise en pages et réalisation des schémas : Nord Compo
Fabrication : Laurence Duboscq

© Éditions SOLAR, 2020, pour la présente édition
Tous droits de traduction, d'adaptation
et de reproduction par tous procédés,
réservés pour tous pays.

ISBN : 978-2-263-16936-6
Code éditeur : L16936
Dépôt légal : septembre 2020

Retrouvez-nous sur www.solar.fr

FSC www.fsc.org MIXTE Issu de sources responsables FSC® C003309

Solar, un département d'Édi8
92, avenue de France, 75013 Paris
Imprimé en France par Normandie Roto s.a.s.
N° d'impression : 2002905